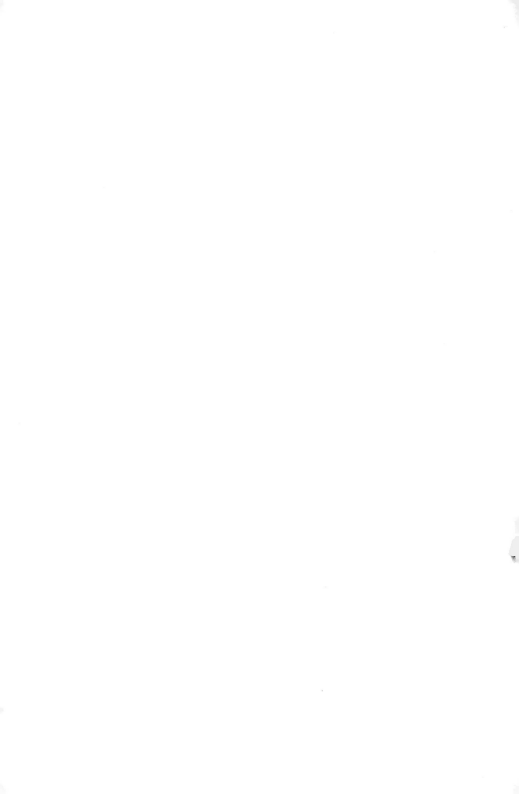

新人・若手ナースのまとめノート

急変対応

石井恵利佳・はや　著
（救急看護認定看護師）

日本看護協会出版会

石井恵利佳

Part 1,2,3,4

獨協医科大学埼玉医療センター看護副部長、救急看護認定看護師。
熊本大学大学院社会文化科学研究科教授システム学専攻博士前期課程修了。
保健師学校を卒業後、獨協医科大学越谷病院（現　獨協医科大学埼玉医療センター）に入職。1998年、救命救急センター開設に伴い、心臓血管外科病棟より救命救急センターへ異動となり、救急看護に携わる。2016年4月より2018年3月まで公益社団法人日本看護協会看護研修学校に出向し、認定看護師教育課程専任教員を務める。2020年4月より現職。

はや

まとめノート、コラム

看護師・イラストレーター。
小さい頃からノートにイラストをよく描いていた。看護大学を卒業後、総合病院に入職し婦人科や消化器内科に配属され臨床経験を積む。勉強イラストや看護師あるあるをインスタグラムで発信するようになり10万フォロワー突破。急変対応は苦手意識あり。

はや（看護師）Instagram
▶ https://www.instagram.com/hayao_kam/

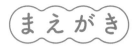
まえがき

皆さん、こんにちは。
唐突ですが皆さん、「急変対応」のイメージってどのようなものでしょうか？
ドタバタ？　怖い？
なかなかプラスのイメージをもっている方は少ないように思います。

私の「急変」との初めての出会いは、入職して初めての夜勤でした。
夜勤に入って数時間が経過した頃、突然、先輩看護師の「急変です。先生を呼んで！」という声が聞こえ、そこから急変対応が開始されました。当直医と先輩看護師がテキパキと対応するなか、私はというと…何をしたらいいのかわからず、先輩看護師の指示通りに動き、指示された物品を持っていくことで精一杯でした。

指示された物品が何なのか、どこにあるのかなど、わからないことばかりで、「○○って何だ？」「どこにあるんだよ〜？」と独語を発しながら、右に行ったり左に行ったりと、まさに「私が急変」という感じでした。

急変対応中は少しもつらいと感じなかった（感じる余裕さえなかった）のですが、終えた途端、ド〜っと疲れがでて座り込んだことを覚えています。
茫然自失になりながら「こんなんじゃ、身も心ももたない」と思いつつも、「落ち着いて急変対応できる看護師になりたい！」と強く感じたことを鮮明に覚えています。そして経験を重ねていくうちに、「落ち着いて急変対応できる看護師になりたい！」から、「急変させない看護師になりたい！」という気持ちに変化し…今に至ります。

本書は主に、新人看護師さんから3年目看護師さんを対象に、急変対応で必要となる知識や対応、ケアのポイントを解説しました。そして、その要点を可愛いイラストで掲載しています。
患者さんのそばにいる我々看護師が、患者さんの「ちょっとした変化」に気づき、冷静に判断し行動できることが、患者さんの「安全」につながります。
皆さんと一緒に患者さんを守りたい！そんな気持ちで執筆しました。
本書が皆さんにとって、急変対応の一助となることを願っています。
（私のように「私が急変」にならないことを祈って…）

2024年6月　　石井恵利佳

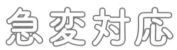

新人・若手ナースのまとめノート

急変対応

CONTENTS

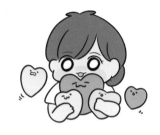

Part4 急変時に使用する薬剤

急変対応の流れと
看護ケア

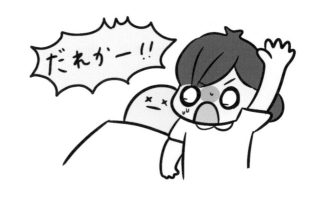

急変対応フローチャート

　患者の急変はいつでも、どこでも起こりうる緊急事態です。24時間患者のそばにいる看護師は患者急変に遭遇する可能性が高く、看護師の急変対応の質が患者の予後を大きく左右するといっても過言ではありません。

　しかし、多くの看護師は急変対応を苦手としています。苦手な急変対応を克服し、患者の生命を守ることができるよう、急変時のアセスメントと対応について、急変対応フローチャートに沿って述べていきます（**図表1**）。

図表1 急変対応フローチャート

主訴・患者の情報・現場の安全・感染防御

 状況評価と予測

視覚・聴覚・触覚を使ってパッと迅速評価（呼吸、循環、意識・外見）

看護師への応援要請　　資器材確保

一次評価（ABCDE 評価）
気道、呼吸、循環、中枢神経、外表と体温
簡単な器材を使用し素早く評価と介入（バイタルサイン）
とりあえずの判断

ABCDE 異常あり　　ABCDE 異常なし

医師への報告
救急処置の準備 / 介助 / 実施
必要な情報を迅速に聴取

二次評価
重点的アセスメント（原因検索）
詳細な病歴・問診・身体診察

 ABC の安定化

病態の予測

医師への報告

検査・治療

（一般社団法人日本救急看護学会監修，一般社団法人日本救急看護学会『フィジカルアセスメント』編集委員会編集：救急初療看護に活かすフィジカルアセスメント．へるす出版；2018．p.138 より引用．一部改変）

急変の予測・前兆とは

　急変は突然起こるとは限りません。入院中に心停止を起こす患者は、心停止の6〜8時間前には70％の割合で何らかの急変の前兆（呼吸、循環、意識の異常・悪化）が認められています。その前兆を発見するのが遅れれば遅れるほど、危険な状態、重篤な状態、心停止が間近に迫り緊急度が高くなります。急変の前兆に早期に気づき、初期対応につなげることができれば、最悪の結末（心肺停止）を回避できるのです。

　急変の前兆とは、難しいことではありません。「いつもより元気がない」「呼吸が速い」「視線を合わせてくれない」「黙りこくっている」「顔色が悪い感じがする」「痛がっているような姿勢・表情をしている」など、看護師が「いつもと違う」「なんとなくおかしい」と感じていることなのです。この「いつもと違う」「なんとなくおかしい」と感じた「ちょっとした変化」をそのままにしておくと、呼吸不全、循環不全・ショック、中枢神経障害、代謝不全となり、6〜8時間後には、心停止・呼吸停止となる可能性が高いということです。

　このちょっとした変化に気づき、初動を開始することが患者にとって最も安全な対応です（図表2）。

図表2　急変の前兆

いつもと違う…
なんとなくおかしい…

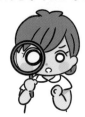

- 元気がない？
- 呼吸が速い？
- 視線が合わない？
- 無口？
- 顔色が悪い？
- 痛がっている？

呼吸不全　　　循環不全
　　　　　　　ショック

中枢神経　　　代謝不全
障害

日本医療教授システム学会監修，池上敬一，浅香えみ子編著：患者急変対応コース for Nurses ガイドブック．中山書店；2008．p.24．図5より一部改変

3

急変の気づき、「おかしい」と気づくポイント

　人間が生命を維持するために必要な機能は大きく3つあります。まずは、呼吸をするための機能（脳）、酸素を体内に取り入れる機能（呼吸）、そして、心臓の動きによって酸素を運搬するための機能（循環）です。それは中枢神経機能、呼吸機能、循環機能であり、それぞれ相互に関連しながら私たちの生命を支えています（**図表3**）。

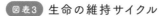

図表3　生命の維持サイクル

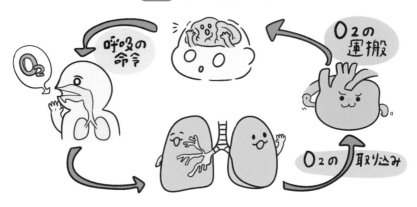

　例えば、餅を喉に詰まらせたとします。気道閉塞となり、酸素は体内に取り込まれなくなります。そして、体内に取り込まれなければ、酸素を運搬することもできなくなり、脳は不可逆的ダメージにより呼吸命令を出すことができなくなります。このように呼吸機能、循環機能、中枢神経機能は生命維持に不可欠なものであり、それぞれが密接に関連し合っています。

　酸素供給がうまく機能しなければ、生命が脅かされ緊急度が高くなります。「呼吸」「循環」「意識」のこれら3つの要素は生きていく上で欠かせないものであり、つまり、緊急度の判断を行う場合は、呼吸、循環、意識の観察が重要となります。

安全確保・迅速評価

　急変対応について、先に提示した「急変対応フローチャート」に沿って解説していきます。

① 安全確保

　患者に接する前には必ず安全確認を行います。例えば、吐血している感染症に罹患している患者に接する前には、特に感染防御が必要です。

　周囲にガラス片が散らばっているなど、危険な環境にある場合、まずは医療者が負傷しないようガラス片を端に避けるなどします。どのような場合であっても、急変対応は安全確保から始まります。

② 迅速評価

　私たちは1人の患者を受け持ち、1人の患者のそばに付きっきりでいることはできません。多くの患者の中から、急変の前兆を示している、危険な兆候となっている患者を見つけ出さなければなりません。そのためには、まず迅速評価を行います（図表4）。

　患者に接するときは、視覚（目で見て）・聴覚（耳で聞いて）・触覚（手で触って）を使って数秒間でパッと評価します。

　迅速評価では、呼吸（気道は開通しているか・呼吸の異常はないか）、循環（ショック徴候はないか）、意識・外見（意識レベルの低下はないか・外見におかし

図表4 迅速評価

「視覚、聴覚、触覚を使ってパッと」

呼吸	➡	気道は開通しているか？ 呼吸の異常はないか？
循環	➡	ショック徴候はないか？
意識・外見	➡	意識レベルの低下はないか？ 外見におかしいところはないか？ （紅潮している、元気がない…）

他の看護師に
応援要請、
必要資器材の確保

いところはないか）を評価します。迅速評価は感覚を駆使して行います。ここで、呼びかけに反応がない場合には、すぐに応援要請と院内迅速対応システム（Rapid Response System；RRS）を稼働し、その場に居合わせた医療者で一次救命処置（Basic Life Support；BLS）を開始します。

　迅速評価で急変の前兆が見られたら、躊躇なく応援要請と必要資器材を確保し一次評価に移行します。

　応援要請はISBARCを用いて結論から要領よく手短に報告します（後ほど詳細に説明）。必要資器材は、緊急度が高い場合の対応として「OMI」を要請すると覚えておきましょう。Oは酸素「Oxygen」、Mはモニター「Monitor」、Iは輸液一式「Infusion/Injection」を示します。

　急変対応に必要な気道確保物品、薬剤、簡易検査キット等は多くが救急カートに常備されています。救急カートのどこに何が設置されているのか把握し、定期的な点検を忘れずに行いましょう（**図表5**）。

図表5　応援要請と必要資器材の確保

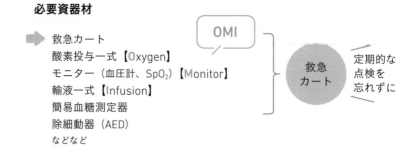

他の看護師への応援要請

➡ ISBARC を用いて簡潔明瞭に！

必要資器材

➡ 救急カート
　酸素投与一式【Oxygen】
　モニター（血圧計、SpO₂）【Monitor】
　輸液一式【Infusion】
　簡易血糖測定器
　除細動器（AED）
　などなど

OMI → 救急カート　定期的な点検を忘れずに

---

*¹ 院内迅速対応システム（Rapid Response System；RRS）：患者に対する重篤有害事象（別表を参照）を軽減することを目的とし、迅速な対応を要するバイタルサインの重大な増悪を含む急激な病態変化を覚知して対応するために策定された介入手段（日本院内救急検討委員会ホームページより．＜https://www.ihecj.jp/rrs/rrs3＞）

一次評価と初期対応

　迅速評価で急変の前兆があると判断し、応援要請、必要資器材の確保を行った次は、一次評価です。

　一次評価は簡単な器具（血圧計、心電図モニター、SpO₂モニターなど）と触診、聴診で、気道、呼吸、循環、中枢神経（意識レベル）、外表・体温の観察評価を行い、時間経過が各病態の生命または機能に影響を与えるか考え、緊急度を判断します（**図表6**）。

　ABCDEの順番で評価をして、ABCDに異常があったら医師へ報告し、救急処置の準備、介助、実施を行っていきます。

図表6　一次評価（ABCDE評価）

簡単な器具（血圧計、心電図モニター、SpO₂モニター）と触診・聴診で

Ａ ……… Airway：気道

Ｂ ……… Breathing：呼吸

Ｃ ……… Circulation：循環（心ポンプ機能と末梢循環）

Ｄ ……… Disability：中枢神経（意識レベル）

Ｅ ……… Exposure：外表、体温

Point

　呼吸、循環、意識・外見で気になる患者がいたら、必ず対応します。「今、手が離せないから後にしよう」「気のせいかもしれないから、少し様子をみよう」という判断は取り返しのつかない状況を招きます。生命維持の機能に変化があるということは、6～8時間後には心停止など大きな変化をきたす可能性があるということです。急変の前兆の初期症状は軽度なものです。その軽度なうちに気づき、対応することが大切です。

① 気道の評価と救急処置

「A：気道」で観察すべきことは「気道の閉塞、狭窄はないか？」です。発声がない、「ヒューヒュー」「キューキュー」などの狭窄音、「ゼイゼイ」という喘鳴、喉のゴロゴロ音、舌根沈下があれば「気道に異常あり」と判断します。

特にStridor（ストライダー：吸気性喘鳴）は要注意です。Stridorは上気道閉塞を示唆する所見であり、窒息、急性喉頭蓋炎、アナフィラキシーショック、気管挿管後の声門浮腫を示します。Stridorを聴取した場合は緊急事態と考え、医師へ速やかに報告するとともに呼吸音の減弱について素早く確認し、気道閉塞に備えます（**図表7**）。

図表7 気道の異常があったら

看護師ができる救急処置
・用手気道確保（頭部後屈顎先挙上）
・吸引
・エアウェイ
・ハイムリッヒ法

救急処置の準備
・気管挿管
・外科的気道確保

気道閉塞があれば、すぐに解除します。看護師ができる救急処置としては、頭部後屈顎先挙上（あご先を持ち上げるようにして頭を後ろに反らす方法）などの用手気道確保、エアウェイを使用した気道確保、ハイムリッヒ法、吸引などです。また、医師により速やかに処置ができるよう気管挿管、外科的気道確保の準備をしておきます。気道の問題が解決したら、呼吸の評価に移ります。

② 呼吸の評価と救急処置

「B：呼吸」の評価では、呼吸の異常がないかを観察します。努力呼吸や起坐呼吸の有無、呼吸のリズム、呼吸数、胸郭の動き、皮下気腫、頸静脈怒張や気管の偏位がないかを確認します。また、聴診器やSpO_2モニターを用いて、呼吸音、SpO_2値を確認します（**図表8**）。

呼吸が十分でなければ、用手的人工呼吸（バッグバルブマスク換気）を行い、酸素化が悪ければ酸素投与の準備、場合によっては開始をします。また、医師により速やかに処置ができるよう気管挿管の準備をしておきます（**図表9**）。

図表8 呼吸の評価

🔍 **呼吸の異常がないかを観察**

- 努力呼吸
- 起座呼吸
- 呼吸のリズム
- 呼吸数
  頻呼吸（24 回 / 分以上）
  不十分な呼吸
  （12 回 / 分以下）
- 胸郭の動き
- 皮下気腫
- 経静脈怒張
- 気管の偏位
- 呼吸音
- SpO_2

図表9 呼吸の異常があったら

看護師ができる救急処置
- 人工呼吸：BVM
  　　　　（バッグバルブマスク）
- 酸素投与

救急処置の準備
- 気管挿管

これらが解決した場合、次の段階として循環の確認になります。

③ 循環の評価と救急処置

　「C：循環」は心臓のポンプ機能と末梢循環を評価します。観察すべきことは、冷感、冷汗、顔面蒼白、橈骨動脈の蝕知が弱い、脈が触れない、頻脈、徐脈、脈のリズムの乱れ、頸静脈怒張、CRT（Capillary-refilling time：毛細血管再充満時間）[*2]などです。また、血圧計、心電図モニターを用いて、血圧、心拍数、心電図波形を確認します（**図表10**）。

　循環の異常があった場合の看護師ができる救急処置としては、胸骨圧迫、AED、静脈路確保・輸液などがあります。また、医師により速やかに処置ができるよう輸液、薬剤投与、輸血、気管挿管の準備をしておきます（**図表11**）。

　救急処置の実施により、血圧の維持が確認できたら「D：中枢神経」に移ります。

[*2] CRT：爪床または小指球を5秒圧迫し、圧迫をやめて2秒以内に赤みが戻らなければ末梢循環が悪いと判断する。

図表10 循環の評価

Q 循環の異常がないかを観察

- 冷感
- 冷汗
- 顔面蒼白
- 橈骨動脈で脈が弱い
- 脈が触れない
- 脈が速い（頻脈）、遅い（徐脈）
- リズムに乱れがある（不整脈）
- 頸静脈怒張
- 毛細血管再充満時間（Capillary Refill Time；CRT）
  （爪床または小指球を圧迫、再充満までの時間：正常2秒以内）

- 血圧
- 心拍数
- 心電図
  波形

ショックの5P：蒼白、虚脱、冷汗、脈拍微弱、呼吸困難

図表11 循環の異常があったら

看護師ができる救急処置
- 胸骨圧迫
- AED
- 静脈路確保、輸液

救急処置の準備
- 輸液
- 薬剤投与
- 輸血
- 気管挿管

④ 中枢神経（意識レベル）の評価と救急処置

「D：中枢神経」では脳の機能を評価していきます。意識レベルはAVPU・GCS（Glasgow Coma Scale）・JCS（Japan Coma Scale）・ECS（Emergency Coma Scale）などの評価ツールを使用して客観的に評価します（**図表12～15**）。意識の異常があったら、酸素供給の仕組みが破綻されたことによる低酸素血症の影響を考慮し、ABCの再確認を行います。このほか四肢の筋力や麻痺、瞳孔所見などを評価します。

中枢神経の評価では、脳ヘルニア徴候の確認を忘れずに行います。GCSが8点以下、JCSが30以上、クッシング現象*³、瞳孔不同、対光反射消失、

---

*³ クッシング現象：急激な頭蓋内圧亢進により、血圧上昇や脈圧増大、徐脈がみられる。

図表12 AVPU

A	Alert	意識清明
V	responsive to Vocal Stimuli	呼びかけに反応するが、意識はもうろうとしている
P	responsive to Pain Stimuli	痛み刺激にのみ反応する。声をかけても反応がない
U	Unresponsive	言葉にも痛みにも反応なし

図表13 GCS (Glasgow Coma Scale)

	反応	評点
開眼 (E)	自発的に開眼する	4
	呼びかけにより開眼する	3
	痛み刺激により開眼する	2
	開眼しない	1
言語 (V)	見当識あり	5
	混乱した会話（会話はできるが混乱している）	4
	不適切な言葉（言葉は発するが会話にならない）	3
	理解不明の音声（言葉にならない音のみ）	2
	全くなし	1
運動 (M)	命令に従う	6
	圧迫・刺激に対し手足をもってくる	5
	圧迫・刺激に対し逃避する	4
	異常屈曲（除皮質硬直）	3
	伸展する（除脳硬直）	2
	まったく動かさない	1

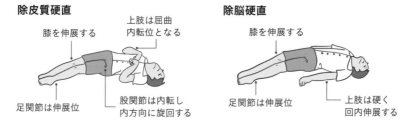

除皮質硬直
膝を伸展する
上肢は屈曲内転位となる
足関節は伸展位
股関節は内転し内方向に旋回する

除脳硬直
膝を伸展する
足関節は伸展位
上肢は硬く回内伸展する

（西村哲郎、溝端康光：意識障害患者の救急医療 生物試料分析, 2017：40（4）：194. を参考に作成）

異常肢位があれば、「脳ヘルニア徴候あり」で緊急事態と判断します。脳ヘルニアはバイタルサインの異常、運動麻痺、異常姿勢、瞳孔所見の異常を示

図表14 ECS（Emergency Coma Scale）

反応	評点
覚醒している（自発的開眼、発語または合目的な動作をみる）	
見当識あり	1
見当識なし、または発語なし	2
覚醒できる（刺激による開眼・発語または従命をみる）	
呼びかけにより覚醒する	10
痛み刺激により覚醒する	20
覚醒しない（痛み刺激でも開眼・発語および従命がなく運動反射のみをみる）	
痛みの部位に四肢を持っていく、払いのける	100L
脇を開けて引っ込める、または、顔をしかめる	100W
脇を閉めた状態で屈曲する／除皮質姿勢	200F
伸展する／除脳姿勢	200E
動きがまったくない	300

L：Localize（部位の固定）、W：Withdraw（逃避）、F：Flexion（屈曲）、E：Extension（伸展）

図表15 JCS（Japan Coma Scale）

反応	評点
意識清明	0
（Ⅰ）刺激しないでも覚醒している	
だいたい意識は清明であるが、やはぼんやりとしている	1
見当識障害（時・場所・人）がある	2
名前・生年月日が言えない	3
（Ⅱ）刺激で覚醒する	
普通の呼びかけで容易に開眼する	10
人声でまたは体を揺さぶることで開眼する	20
痛み刺激を加えつつ、呼びかけを繰り返すと、かろうじて開眼する	30
（Ⅲ）痛み刺激を加えても開眼しない	
痛み刺激を払いのける動作をする	100
痛み刺激で少し手足を動かしたり顔をしかめたりする	200
痛み刺激に反応しない	300

R：restlessness（不穏状態）、I：incontinence（失禁）、A：akinetic mutism（無動性無言症）/apallic state（失外套症候群）

します。一見、呼吸状態が落ち着いているように見えることもありますが、時間の経過とともに悪化（急激に悪化）していきますので、「今」が大丈夫でも必ず、気管挿管後にCT検査に行くようにしてください。

　Dの所見の中で異常がある場合、看護師ができる救急処置は先に述べたようにABC（気道→呼吸→循環）を再評価し、安定化させることです。二次性

の脳神経障害を回避するためにもABCの安定化を優先させます。

「D：中枢神経」に異常があるということは、今後、何らかの呼吸障害を生じる可能性があるため、安全な体位としてファーラー位をとる、転倒・転落予防を行うなど、安全確保の対応が必要となってきます。

また、医師により速やかに処置ができるよう、ABCの安定化のための準備をしておきます（ABCそれぞれの「異常時の救急処置の準備」について参照）。そして、原因検索するにはCT検査を行う必要性が出てくるため、検査の準備を行います（**図表16**）。

Dの問題が解消されたら、次は「E：外表・体温」に移ります。

⑤ 外表・体温の評価と初期対応

「E：外表・体温」の評価では、衣服を取り除き、体表を観察します。出血、打撲痕、発赤、発疹、擦過傷、切傷、挫傷、熱感、高体温、低体温などを確認します。呼吸・循環・中枢神経（意識）の所見が衣服で隠れてしまっている場合も考慮し、改めてよく身体所見を観察します（**図表17**）。

Eの所見の中で異常がある場合、看護師ができる救急処置は直接圧迫止血、クーリング、保温などです。また、医師により速やかに処置ができるよう創傷処置、加温・冷却輸液の準備を行います（**図表18**）。

図表16 中枢神経に異常があったら

看護師ができる救急処置
・ABC の安定化
・ファーラー位
・転倒・転落予防

救急処置の準備
・ABC の安定化
・CT の準備

図表17 外表と体温の評価

🔍 **外表と体温の異常がないかを観察**

・出血	・擦過傷	・高体温
・打撲痕	・切傷	・低体温
・発赤	・挫傷	
・発疹	・熱感	

看護師ができる救急処置
・直接圧迫止血
・クーリング
・保温

救急処置の準備
・縫合（創傷処置）
・加温、冷却輸液

図表19 迅速評価から一次評価（ABCDE評価）へ

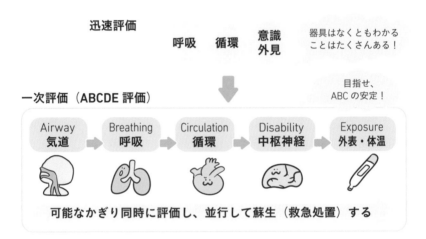

迅速評価

呼吸　循環　意識　外見

器具はなくともわかる
ことはたくさんある！

一次評価（ABCDE評価）

目指せ、
ABCの安定！

Airway 気道 → Breathing 呼吸 → Circulation 循環 → Disability 中枢神経 → Exposure 外表・体温

可能なかぎり同時に評価し、並行して蘇生（救急処置）する

　以上が一次評価と初期対応です。迅速評価では、感覚を駆使して呼吸、循環、意識・外見を評価し、一次評価は患者の状態を改めて丁寧にABCDE評価をしていきます。その中で、異常がある場合は、それを解除していきます。可能な限り同時に評価し、並行して救急処置をしていきます（**図表19**）。

　救急処置は、O（酸素）、M（モニター）、I（輸液）を基本にしながら、A・B・Cを確保するために行います。ABCDの異常を明確にしながら、その異常を安定化させるために必要な救急処置をアセスメントして実施します。医師による救急処置が迅速に行われるためにも、救急処置の準備は重要です。看護師が行う救急処置とともに、準備も行っておきましょう。

　ABCDのどの異常についても気管挿管は必須となっています。迅速に気管挿管の準備をしておきましょう。

二次評価

　一次評価でABCDの異常がない場合、または一次評価でABCDの異常があり初期対応でABCが安定したら、二次評価に移ります。

　二次評価では原因検索のため、重点的アセスメントを行います。重点的アセスメントの結果により病態を予測し、医師への報告や検査の準備を行っていきます。二次評価では、生理学的評価の再評価も行います。ABCが不安定となったり、時間経過の中で不安定になる可能性があったりする場合は救急処置を行います。

① 重点的アセスメント

　急変対応時のフィジカルアセスメントは、重点的に行います。主訴や症状に焦点を当て、そこから関連する機能や部位のアセスメントを行っていきます。身体所見の観察は主訴に関連した部位から行い、問診の方法は「SAMPLER」「OPQRSTT」「LQQTSFA」などを使います。

　問診と身体所見を観察し、患者の呈している症状・所見がどのような理由により生じているのかを臨床推論し、緊急度の判断を行います。

② 問診

　患者急変時の問診は、通常の問診とは異なり、必要な事項を短時間で聴取します。また、問診から患者の症状を正確に把握することは、原因疾患を推測したり症状の経過を予測するために重要です。漏れなく、迅速かつ簡潔に問診を行うための方法として、各項目の頭文字を取った「SAMPLER」「OPQRSTT」「LQQTSFA」などがあります。

▶ SAMPLER法（図表20）

　「SAMPLER」のS（Sign and symptoms）は症状、A（Allergy）はアレルギー、M（Medication）は内服薬、P（Past medical history & Pregnancy）は既往歴と妊娠、L（Lasl meal）は最終の食事、E（Event）は現病歴、R（Risk factor）は危険因子です。危険因子は、例えば脳血管障害を考えた場合に、高血圧症、不整脈（心房細動）、糖尿病、肥満、喫煙などがあります。

Sign and Symptoms	症状・主訴	どんな症状がいつ起こったか
Allergies	アレルギー歴	薬剤、植物、環境因子
Medication	内服薬	内服薬の種類、量、内服時間
Past history/ Pregnancy	既往歴・妊娠	既往歴、基礎疾患、手術歴、妊娠（可能性）の有無
Last Meal	最終食事	最終の飲食の内容・時間
Events	現病歴	発症から急変に至るまでの経過
Risk factor	危険因子	疾患発生の危険性を高める可能性がある要素

図表21 OPQRSTT 法

Onset	発症様式	突然か、徐々にか、発作性か 夜間・朝方に発症など
Palliative/ Provocative	寛解・ 増悪因子	症状の悪化もしくは軽減する要因はあるか、何によって良くなるか悪くなるか
Quality/ Quantity	症状の性質・ 程度	どのような痛みか、痛みの程度（1～10）
Region/ Radiation	部位・放散	部位、1カ所か複数カ所か、ほかの場所に移動するのか
Symptom	随伴症状	胸痛、発熱、起坐呼吸など
Time course	時間経過	改善・増悪傾向か、時間・日単位で継続しているのかなど
Treatment	治療	内服したか、いつ内服したか、効果があったかなど

▶ OPQRSTT法（図表21）

　「SAMPLER」聴取の「S：症状・主訴」と「E：現病歴」を詳細に問診する方法として、「OPQRSTT法」があります。

　O（Onset）は発症様式、P（Palliative/Provocative）は寛解・増悪因子、Q（Quality/Quantity）は症状の性質・程度、R（Region/Radiation）は部位・放散、S（Symptom）は随伴症状、T（Time course）は時間経過、T（Treatment）は治療です。

O（Onset）の発症様式は、突然、徐々に、発作性、夜間・朝方になどさまざまですので、「いつ発症したか」をしっかり聞いていきましょう。また、発症における「突然」は、緊急性が上がるキーワードです。「突然」と言われた場合は、十分に内容を確認する必要があります。

P（Palliative/Provocative）の寛解・増悪因子では、症状の悪化もしくは軽減する要因はあるか、何によって良くなるか、体位ではどうかなどの話を聞いていきます。

Q（Quality/Quantity）の症状の性質・程度では、例えば痛みならば、鈍痛、疝痛、刺すようななど、どのような痛みなのかを聴取し、痛みの程度として1〜10の数値で表してもらうなど、わかりやすい表現で話を聞いていきます。

そのほか、症候の部位や放散痛があるか、随伴症状、症状が改善しているか・悪化しているか、また、鎮痛薬を内服していないかなどを聞いていきます。

▶ LQQTSFA法（図表22）

L（Location）は部位、Q（Quality）は性状、Q（Quantity）は程度、T（Timing）は時間的経過、S（Setting）は発症状況、F（Factor）は寛解・増悪因子、A（Associated manifestation）は随伴症状です。

図表22 LQQTSFA 法

Location	部位	症状の起こっている部位（どこが）
Quality	性状	症状の性質（どんなふうに）
Quantity	程度	症状の強さ、大きさ（どの程度）
Timing	時間的経過	症状が起こった時間、時間経過の中での推移（いつから、どのくらいの間、何回くらい）
Setting	発症状況	症状が起きた状況（どのような状況で）
Factor	寛解・増悪因子	症状が軽快または増悪する因子
Associated manifestation	随伴症状	主訴に伴う別の症状

③ 身体所見

　問診を終えたら、身体所見を取っていきます。**図表23**に顔面、頸部、胸部、腹部、四肢、背部神経系の観察項目を示しました。系統的なアセスメントでは時間を要するため、全てを系統的に全身観察するのではなく、患者さんの主訴、症状に焦点を当て、身体所見をとっていきます。

図表23 二次評価の観察項目

顔面	顔面浮腫、眼：貧血（眼瞼結膜）・黄疸（眼球結膜）・充血（眼球結膜）
頸部	頸静脈怒張、リンパ節の腫脹（前頸部と後頸部）、甲状腺の腫大
胸部	視診（胸郭の形態）、触診（胸郭の動揺・皮下気腫・心尖拍動）、打診（鼓音・濁音）、聴診（呼吸音・心音）
腹部	視診（手術痕・皮下出血・ヘルニア）、聴診（腸蠕動音）、触診（圧痛［マックバーネー点・ランツ点]）、マーフィー徴候、腹膜刺激症状（筋性防御・ブルンベルグ徴候・打診痛）
四肢	浮腫、チアノーゼ、ばち指、腫脹、発赤、圧痛、ホーマンズ徴候
背部	肋骨脊柱角の圧痛・叩打痛（CVA tenderness）
神経系	意識レベル（JCS・GCS）、言語（構音障害）、瞳孔所見：瞳孔の大きさと左右差・対光反射、眼球運動、眼振、視野、顔面麻痺、顔面知覚、運動麻痺：バレー徴候、ミンガッチーニ徴候、錐体路障害：バビンスキー反射、チャドック反射、指鼻試験、膝踵試験、髄膜刺激症状：項部硬直、ケルニッヒ徴候、ブルジンスキー徴候、ジョルトアクセンチュエイション、ネックフレクションテスト

ポイント
すべてを系統的に全身観察するのではない！
患者の主訴、症状に焦点を当て、身体所見をとる！

（一般社団法人日本救急看護学会監修，一般社団法人日本救急看護学会『フィジカルアセスメント』編集委員会編集：救急初療看護に活かすフィジカルアセスメント．へるす出版；2018．p.34 より引用．一部改変）

臨床推論

臨床推論とは、医師が診断や治療を決定するための思考プロセスのことをいいます。看護師は「診断」を行うことが役割ではありませんが、緊急度の判断を行うために、患者の呈している症状・所見がどのような理由により生じているのかを臨床推論する力が求められます。また、看護診断の抽出にも臨床推論は重要であり、看護師は臨床推論の知識、技術を身につけておく必要があります。

① 臨床推論の方法

臨床推論の方法には、パターン認識、ヒューリスティクス、徹底的検討法、多分岐法（アルゴリズム法）、徹底的討論法、仮説演繹法などがあります（図表24）。

図表24 臨床推論の方法

- パターン認識
- ヒューリスティクス
- 徹底検討法
- 多分岐法（アルゴリズム法）
- 徹底的討論法
- 仮説演繹法

パターン認識とは、ひと目見て全体像を把握し、診断することです。例えば、帯状疱疹の診断では、皮疹をみれば診断は一瞬でついてしまいます。また、全身の黄疸、腹水による腹部膨満、クモ状血管腫をみれば、肝硬変の診断が容易にできます。このように、見た瞬間に診断をつけられるものがパターン認識です。経験を積まなければ判断が偏る危険性があります。

ヒューリスティクスとは、その疾患の典型に当てはまる、以前にみた症例を連想する、特徴的な所見から診断を連想するといった方法で診断する思考過程です。早合点や思い込みに注意しなければなりません。

徹底的検討法は、問診、身体診察を網羅的に進め系統的に情報を抽出し、そのあとで診断に関する議論を進めていく方法です。頭から足先までの系統

的レビューや身体診察を行い、漏れがない形で診察していきます。実際の臨床場面では時間がかかり、重要な情報の見落としや混乱が増す危険が伴うため、症例検討会などで用いられることが多くあります。

アルゴリズム法とは、診断のアルゴリズムに沿って診断していく方法です。

仮説演繹法は、いくつかの鑑別診断を想定しながら診療し、新しい情報を得るたびに鑑別診断のリストを並べ替える方法です。この方法が重点的アセスメントと同じ考え方になります。急変対応時の病態の予測は、仮説演繹法を用いて行っていきます。

② 仮説演繹法の推論過程

仮説演繹法の推論過程には、1. 手がかりとなる情報の収集、2. 仮説形成、3. 手がかりとなる情報の解釈、4. 仮説の検証の4つがあります（図表25）。

図表25 仮説演繹法の推論過程 [1]

1 ……… 手がかりとなる情報の収集

2 ……… 仮説形成

3 ……… 手がかりとなる情報の解釈

4 ……… 仮説の検証

まずは、手がかりとなる情報を収集し、主訴に焦点を当てます。その次に主訴から想定される疾患をいくつか挙げ、仮説を形成させます。再度、問診内容や身体所見、検査データなど情報収集しながら、解釈していきます。それぞれの診断仮説に関連した情報をさらに収集し仮説を検証していきます。

1つの仮説に強くこだわり情報収集すると、仮設を立てなかった他の疾患に関する情報が得られず誤診につながります。1つの疾患にこだわり過ぎず、他の疾患の仮説を検証する意味でも情報を収集していきます。診断から除外（ルールアウト）する情報を得ることも大切です。

引用・参考文献

1）大西弘高編：The 臨床推論 研修医よ、診断のプロをめざそう！ 南山堂；2012. p.8.

③ 仮説形成

　臨床推論を行うにあたり、仮説として疾患を考えるとき、頻度（Common；コモン）と緊急度（Critical；クリティカル）の2つの視点で優先度の高い疾患を想起していきます。急変の場面では、クリティカルな、見逃してはならない疾患を仮説として想起し、除外することが必要です。緊急度の高い疾患をキラーディジーズ（Killer disease）やレッドフラッグ（Red flag）と呼び、見逃したら死に結び付く「見逃してはならない疾患」として覚えておきましょう（**図表26**）。

図表26 Critical disease と Common disease

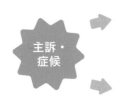

主訴・症候

Critical disease/Killer disease/Red flag
緊急度が高く、見逃してはいけない疾患！

Common disease
よく出会う疾患！

　患者の年齢や性別など基本情報を得ておくようにすると、仮説を絞り込む際に役立ちます。例えば、腹痛を主訴とする患者が男性であれば、緊急性の高い疾患のひとつである「異所性妊娠」を想起する必要はなくなります。

　主訴から仮説を絞り込む際には、疼痛部位からそこに位置する臓器に由来する疾患を仮説として考える「解剖学的アプローチ」と痛みなど症状から疾患を予測し仮説として考える「病理学的アプローチ」をうまく使っていきます。

④ 臨床推論の実際

> 症例：58歳、男性、既往歴は高血圧症、糖尿病
> 　　　血糖コントロールで入院中
> 主訴：「胸が痛い」

　手がかりとなる主訴の「胸痛」に焦点を当て、いくつかの疾患を挙げて仮説形成をします。胸痛のKiller diseaseである急性冠症候群、大動脈解離、肺血栓塞栓症、緊張性気胸、突発性食道破裂の5つを仮説形成します。そして次に、問診と身体診察を行い、情報を収集しながら、解釈を進めていきます（**図表27**）。

　胸痛は20分以上続き、絞扼感、胸部不快感、放散痛があります。背部痛、下肢の腫脹、圧痛はなく、呼吸音の減弱、皮下気腫もありません。めまい、頭痛、腹痛もみられません。バイタルサインは、血圧100/60mmHgで左右差なく、脈拍82回/分、呼吸数22回/分、SpO_2 96％、体温36.7℃です。以上の情報から、急性冠症候群である可能性が高く、大動脈解離、肺血栓塞栓症、緊張性気胸、突発性食道破裂の可能性は低いと考えることができます。

　急性冠症候群の確定、また大動脈解離、肺血栓塞栓症、緊張性気胸、突発性食道破裂の除外のため検査を行ったところ、血液ガス分析・D-dimer正常、胸部レントゲン正常、12誘導心電図でⅡ、Ⅲ、aVf誘導でST上昇の結果でした。これらから検証した結果は、急性冠症候群となります。

　仮説形成は、各症候の疾患をどれだけ想起できるかにかかっています。各症候全ての疾患を覚えることは不可能ですが、緊急度の判断をするためには、各症候を示す緊急度の高い疾患（Killer disease）は覚えておくようにしましょう。また、仮説検証のためには、その疾患の病態と特徴を理解しておきましょう。

図表27 臨床推論の実際

> 症例： 58歳 男性 血糖コントロールで入院中
> 既往歴：高血圧症、糖尿病
> 主訴： 「胸が痛い」

 仮説形成

Killer disease
- 急性冠症候群
- 大動脈解離
- 肺血栓塞栓症
- 緊張性気胸
- 突発性食道破裂

> **重要！**
> 各症候を示す
> 緊急度の高い疾患
> （Killer disease）を
> 覚えておく

 仮説検証

- 20分以上続く共通、絞扼感、
  胸部不快感
- 放散痛あり
- 背部痛なし

- 下肢の腫脹、圧痛なし
- 呼吸音の減弱、皮下気腫なし
- めまい、頭痛なし
- 腹痛なし

バイタルサイン

血圧 100／60mmHg（左右差なし）
脈拍82回／分、呼吸数22回／分　SpO$_2$ 96%　体温 36.7℃

Killer disease
- **急性冠症候群**
- 大動脈瘤解離
- 肺血栓塞栓症
- 緊張性気胸
- 突発性食道破裂

> **重要！**
> 緊急度の高い疾患
> （Killer disease）の
> 病態と特徴を
> 理解しておく

- 血液ガス分析、Dダイマー正常
- 胸部レントゲン正常
- 12誘導心電図：Ⅱ、Ⅲ、aVfでST上昇

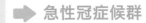 **急性冠症候群**

（三上剛人編：気づいて見抜いてすぐ動く 急変対応と蘇生の技術. 南江堂；2016. p.38を参考に作成）

患者と家族へのケア

　急変時の患者は、「呼吸が苦しい」「痛い」などの身体的苦痛と、「どうなってしまうのだろう」「死んでしまうのではないか」という精神的苦痛を抱きます。患者の家族は、予想外の急な出来事に動揺し、正常な判断が困難になる場合も多くあります。そのような患者・家族の反応に対するケアも看護師の重要な役割です。

① 患者の身体的・精神的苦痛へのケア

　患者の言葉だけでなく、表情や身体的反応（例えば、全身に力が入っている、血圧の上昇など）も患者が抱える苦痛や不安を把握するための重要な情報です。身体的苦痛の軽減は、精神的苦痛の軽減にもなるため、原因となっている症状の緩和に努めます。症状の緩和には薬剤の使用だけでなく、体位、照明・温度調整、保温・冷却など看護ケアとしてできることは多くあります。患者のニーズを把握し、ニーズを満たすようなケアを提供します。

② 家族へのケア

　急変時、家族へ電話連絡する際は、キーパーソンとなっている方へ連絡します。自分を名乗った後に、電話に出られた方がキーパーソンで間違いないかを確認し、患者の状態をわかりやすい言葉で伝えます。来院を依頼する際は、どなたが来院されるか、来院までに要する時間、交通手段、それまでの連絡先などを確認します。慌てたり、気が動転したりする家族もいるため、最後に「お気をつけてお越しください」と一言を付け加えましょう。

　急変した患者の家族が来院することを関係各所（守衛など）に連絡し、部署内でも情報共有しておきます。くれぐれも情報共有不足により、急いで駆けつけた家族のことを何の説明もなく長時間待たせたり、「面会時間外なので面会できません」などと対応したりすることがないよう留意します。

　看護師は患者・家族の擁護者として、医師からの説明時には可能な限り同席し、家族の理解・捉え方、反応を確認します。家族が十分に理解できていない場合は、看護師からわかりやすい言葉で補足説明したり、再度、医師からの説明の機会を設けたりします。また、家族の反応に応じたケアを行い、家族の状況もチーム内で情報共有していきます。

ショックな説明を受けた後、倒れる、気分が悪くなる等、身体症状が現れる家族もいます。家族に身体症状が現れる場合も想定し、直ぐに手を差し伸べられる距離に看護師は位置することも必要です。

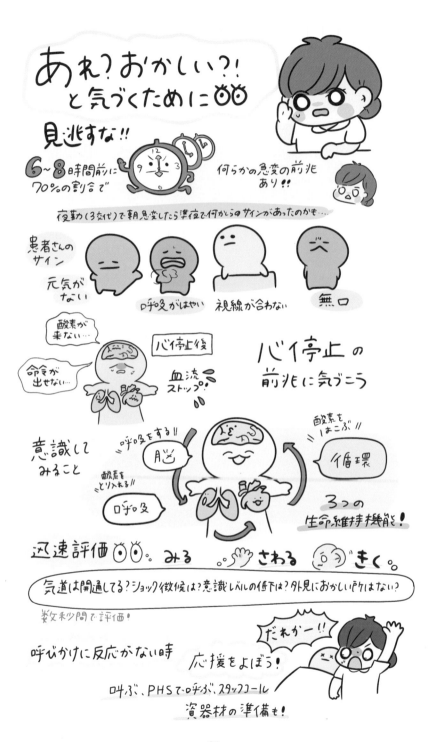

あれ？おかしい？！
と気づくために👀

見逃すな‼

6〜8時間前に
70％の割合で

何らかの急変の前兆
あり‼

夜勤（3交代）で朝急変したら準夜で何からのサインがあったのかも…

患者さんの
サイン

元気が
ない

呼吸がはやい　視線が合わない　　無口

酸素が
来ない…

命令が
出せない…

バイ停止後

血流
ストップ

バイ停止の
前兆に気づこう

意識して
みること

呼吸をする‼
脳

酸素を
とり入れる‼
呼吸

酸素を
はこぶ‼
循環

3つの
生命維持機能！

迅速評価👀 みる 🤚 さわる 👂 きく

気道は開通してる？ショック徴候は？意識レベルの低下は？外見におかしいトコはない？

数秒間で評価！

呼びかけに反応がない時

応援をよぼう！

だれかー‼

叫ぶ、PHSで呼ぶ、スタッフコール
資器材の準備も！

緊急度の高い対応で必要なもの

焦りがちだけど
頭に入れておこう！

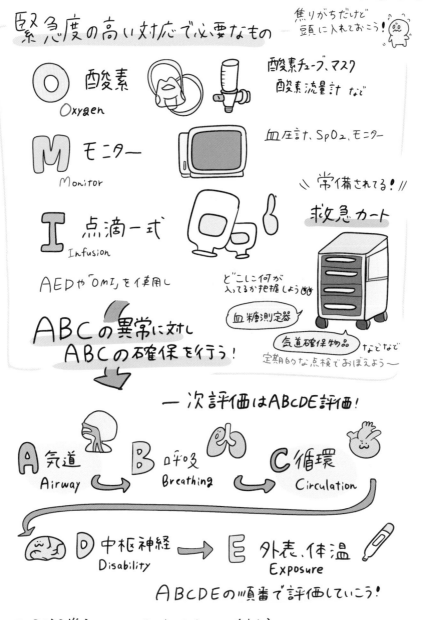

O 酸素
Oxygen

酸素チューブ、マスク
酸素流量計 など

M モニター
Monitor

血圧計、SpO₂、モニター

\\ 常備されてる！ //

I 点滴一式
Infusion

救急カート

AEDや 0MI を使用し

どこに何が
入ってるか把握しよう♥

血糖測定器

気道確保物品 などなど
定期的な点検でおぼえよう～

ABC の異常に対し
ABC の確保を行う！

一次評価はABCDE評価！

A 気道
Airway

B 呼吸
Breathing

C 循環
Circulation

D 中枢神経
Disability

E 外表、体温
Exposure

ABCDE の順番で評価していこう！

みる(視覚)さわる(触診)きく(聴診)に加えて
かんたんな器具も使っていくよ

バイタルチェック

血圧計

SpO₂

モニター

27

ABCDEについてよりくわしく！

A エアウェイ
気道 — 気道の閉塞、狭窄はないか？？

異常
発声がない
狭窄音 「ヒューヒュー」「キューキュー」
舌根沈下

さらに注意!!
ストライダー
Stridor 吸気性喘鳴
上気道閉塞を示唆する
高調性の「ヒューヒュー」

もしかしたら…
窒息、急性喉頭蓋炎
アナフィラキシーショック
気管挿管後の声門浮腫
→すぐDr.へ報告しよう。

B ブリージング
呼吸

SpO₂だけじゃない！
聴診器も使おう

頻呼吸 24回/分以上↑
不十分な呼吸 12回/分以下↓
皮下気腫
握雪音
皮フを押すと
キシキシ
ギューギュー

胸部の動き

異常
努力呼吸
起坐呼吸

C サーキュレーション
循環

ショックの5P!!

異常

蒼白　冷汗　虚脱　呼吸困難　脈がふれない、弱い

脈の異常は他にも…
頻脈↑
徐脈↓
リズムのみだれ
（不整脈）

ギュッ

基本のバイタルサインも！・血圧　心電図
・心拍数　波形

CRT
爪床 or 小指球を圧迫
圧迫をやめて2秒以上赤みが
戻らなければ末梢循環が
悪いと判断

異常時は
胸骨圧迫
AED
血管確保

AED

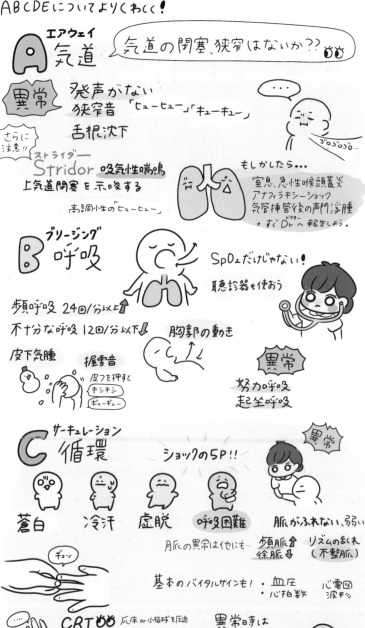

28

D ディサビリティ 中枢神経

文寸光反射消失

確認方法
→ 外側から
ペンライトを使い
目の中に光を入れるよ

上面をみてもらう

レベル
GCS8点以下
JCS30点以上

脳ヘルニア徴候に注意

正常 両方の目の瞳孔が
4又縮する

光を入れた側の瞳孔の反射
→ 直接対光反射

反対側の瞳孔の反射
→ 間接対光反射

クッシング現象

脈圧増大 血圧

徐脈 呼吸数

急激に頭蓋内圧が亢進することで起こる

圧力が高まる…

瞳孔不同 左右の瞳孔径が異なる
左右差0.5mm以上
瞳孔スケールも使用しよう!

異常肢位

対策
ファーラー位をとる
転倒・転落に注意!!
本冊OK!

15～45°

該当するものがあったら
緊急度 高い!!!

ABCの安定化を!!

脳ヘルニアは生命を脅かす
CT必須
脳組織の偏位とヘルニアの種類を同定するヨ

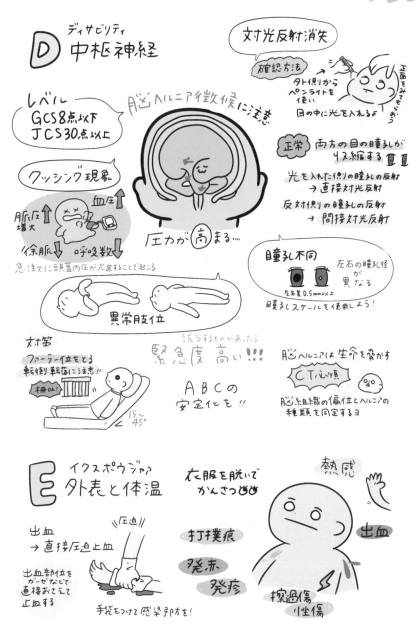

E イクスポウジャア 外表と体温

衣服を脱いでかんさつ

熱感

出血
→ 直接圧迫止血

出血部位をガーゼなどで直接おさえて止血する

圧迫

手袋をつけて感染予防を!

打撲痕

発赤

発疹

出血

擦過傷
挫傷

ABCDE どの異常にも 気管挿管は必須!

29

臨床推論 をまとめる

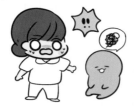

急変時は
仮説演繹法 を用いるよ
かせつ えんえき

一次評価を終え 二次評価へ（重点的アセスメント）

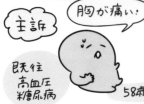

主訴　　胸が痛い！

既往
高血圧
糖尿病

58歳男性

手がかりとなる情報を
収集しよう

推論してみる。

仮説形成

見逃してはいけない
疾患を
あげよう!!
Killer disease

急性冠症候群？
大動脈解離？
肺血栓塞栓症？
緊張性気胸？
突発性食道破裂？

胸痛…

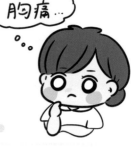

仮説であげた疾患に
関連した情報を収集

LQQTSFA法やSAMPLER法も
つかってみよう

OPQRSTT法
の
項目は…っと

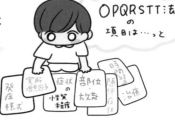

発症
様式

実際
襲回る

症状
の
小性質
程症

部位
大かさ

時
間
随伴
症
状

治療

同時に
疾患に関する身体所見の
情報も収集しよう

疾患の病態生理や
観察項目を
頭に入れておかねば！

30

OPQRST あてはめてみよう!!

O: 発症様式

P: 寛解・増悪 （20分以上続く）

Q: 性状・強さ （絞扼感・胸部不快感(+)）

R: 部位・放散 （放散痛(+)）

S: 随伴症状

（背部痛(-)下肢の腫張(-)圧痛(-) 呼吸音の減弱,皮下気腫(-) めまい(-) 頭痛(-) 腹痛(-)）

T: 時系列

血圧 100/60mmHg 脈拍 820/分
呼吸 220/分
バイタル
体温 36.7℃

≫ アセスメント ≪

→ 急性冠症候群の可能性が高い！

本当に急性冠症候群？？他の疾患の可能性は？？

仮説は合っているのか――！？？

仮説の検証

（検査の準備・実施）

血液ガス分析・D-dimer 正常
胸部レントゲン 正常
12誘導心電図 Ⅱ,Ⅲ,aVfでST上昇

→ 診断

仮説演繹法を行うためには…
豊富な知識が求められる

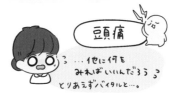

豆頭痛

…他に何をみればいいんだろう とりあえずバイタルと…。

（豆頭痛）の killer disease は…

脳出血　急性緑内障発作

細菌性髄膜炎　脳腫瘍

Common disease を
把握しよう　偏頭痛 など

全ておぼえるのはむずかしい…けど、
各症候の killer disease をおぼえよう

急変時の
連携・記録

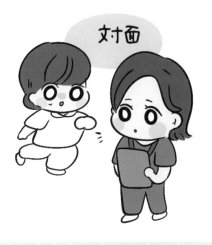

対面

急変時の連携のポイント

① チームダイナミクス

　急変対応は1人ではできず、看護師や医師が協働しチームで対応します。チームで行う急変対応において欠かせないものが、個人がチームに与える影響「チームダイナミクス」です。二次救命処置において重要視されることが多くありますが、チーム力を発揮するために欠かせない8つの要素があります。

▶ **チームダイナミクス**（チーム力）**の8つの要素**[1]

・**「Closed-loop」コミュニケーション**：
　自分の声かけが相手に届き、正しく理解されていることまで確認する
・**明確なメッセージ**：
　簡潔明瞭な言葉を使用して誤解を防止する
・**明確な役割と責任**：
　役割を明確にし、責任を果たす
・**自己の限界を知ること**：
　自分の能力や力量を超える場合、援助を求める
・**知識の共有**：情報、知識やアイデアをチームで共有する
・**建設的な介入**（対立しない）：
　積極的に提案がなされ、よい提案は取り入れられ、間違いや不適切なことは修正する
・**再評価と要約**：
　患者の状態や治療経過などを要約し、今後の方向性をチームで再確認する
・**相互の尊重**：
　お互いに尊重し合う

　チーム力を向上させるには、このチームダイナミクスの8つの要素を満たす必要があります。チームリーダー、チームメンバーはそれぞれ何をすべきか**図表1**にまとめています。

要素	詳細	
	リーダー	メンバー
1 「Closed-loop」のコミュニケーション	・メッセージや順序、オーダーをチームに伝える ・メンバーからの明確な応答とアイコンタクトを確認する ・1人のメンバーに対し、複数の指示をしない ・指示遂行をメンバーの口から聞いた後に次の仕事を与える	・リーダーに対して明確な返答とアイコンタクトで指示を了解したことを伝える ・メンバーはいつ始め、いつ完了したかをリーダーに告げる
2 明確なメッセージ	・メッセージは、落ち着いてはっきりとした口調で伝える ・メンバーにはっきりとした口調で話すよう促す ・怒鳴ったり叫んだりするとチームの対話力は弱まる ・不明瞭な言動は薬剤投与ミスにつながる	・薬剤オーダーは復唱する ・少しでも疑問に感じたら質問する ・復唱は落ち着いてはっきりとした口調で伝える
3 明確な役割と責任	・明確にチームメンバーにすべての役割を割り振る （重複、重要な仕事が抜けてしまうのを避けるため）	・自分の力量に応じた仕事を見つけて動く ・自分の力量以上の役割であればリーダーに告げる
4 自己の限界を知ること	・自分の能力や力量を超える場合、援助を求める ・蘇生がスムーズに進行しない場合、専門家や経験者の援助を求める	・自分の能力や力量を超える場合、援助を求める ・蘇生がスムーズに進行しない場合、専門家や経験者の援助を求める
5 知識の共有	・なかなか蘇生できないときは、メンバーと話をして情報、アイデア、提案を求める	・他のメンバーとも情報、アイデア、提案を共有する
6 建設的な介入（対立しない）	・蘇生中、メンバーからより優れた提案があれば、取り入れる	・自信を持って、提案をする ・他者が誤っていると感じたら、質問する
7 再評価と要約	・記録をもとに、途中経過を要約し、今後の方向性やこの後のステップを周囲に伝える ・再評価を行い、必要と判断すれば治療戦略を変更する	・患者の容態変化が考えられるとき、モニタリングの種類や回数を増やす
8 相互の尊重	・親しみやすい穏やかな口調で話す ・怒鳴らない ・正しく遂行された仕事は「ありがとう」と認める ・周囲にも関心を持つ（自分のことだけに没頭しない）	・親しみやすい穏やかな口調で話す ・怒鳴らない ・正しく遂行された仕事は「ありがとう」と認める ・周囲にも関心を持つ（自分のことだけに没頭しない）

（日本医療教授システム学会監修、池上敬一、浅香えみ子編著：患者急変対応コース for Nurses ガイドブック. 中山書店；2008. p.63. 表 10. より引用）

Part 2 急変時の連携、記録

② アサーティブコミュニケーション

　急変対応は多職種と連携して行うため、コミュニケーションが重要になります。看護師がコミュニケーションをとる対象は、医療者だけでなく、家族や意識があれば患者も対象となります。対象が誰であれ、アサーティブなコミュニケーションが基本となります（図表2）。

　特に急変時は緊張感が走り余裕がなくなるため、口調が強くなったり、一方的に要望を伝えたりしがちです。アサーティブなコミュニケーションはお互いの理解や医療事故の防止にもつながるため、急変対応時は特に心がけます。また、普段から良好な人間関係を築いておくことも大切です。そのためにも、普段から誰に対してもアサーティブなコミュニケーションを意識して行いましょう。

図表2 アサーティブコミュニケーション

相手の意見も尊重しつつ、対等に誠実に自分の主張も伝える

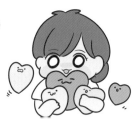

相手を尊重する

丁寧な言葉

相手の立場
も考える

自分の主張も
しっかり伝える

誠実な態度

引用文献

1) 日本医療教授システム学会監修、池上敬一、浅香えみ子編著：患者急変対応コース for Nurses ガイドブック．中山書店；2018．p.63.

応援要請、ドクターコール

　迅速評価で急変の兆候があった場合は、応援要請や必要資器材を確保するため、メンバー看護師からリーダー看護師へ報告します。一次評価で急変の兆候があった場合は、リーダー看護師から医師への報告が必要となります。

① 報告の形式

　報告の形式としては、「5W1H」「SBAR」などがありますが、医療現場では「SBAR」が普及しています（**図表3**）。

図表3 SBAR

S	Situation	患者の状態
B	Background	入院の理由・臨床経過
A	Assessment	状況評価の結論
R	Recommendation	提言または具体的な要望・要請

（引用・参考文献：日本医療教授システム学会監修、池上敬一、浅香えみ子編著：患者急変対応 for Nurses ガイドブック．中山書店；2008．）

　報告のポイントは「結論から！　要領よく手短に!!」です。長い報告は情報が的確に伝わらない可能性があります。伝える情報量は多ければいいというものではありません。必要な情報を過不足なく、事実を的確・迅速に伝えることが大切です。

　また、患者急変の場面にあたると、焦ったり、慌てたりして医療事故が発生しやすい状況となります。そこで、患者安全の視点から、まずは、どの看護師が誰（どの患者）についての報告をするのかを正確に伝えることが重要となります。また、医師への報告時は緊急で指示を受けなければならない状況が多く、電話等での口頭指示がほとんどであり、復唱確認は必須とされます。そのため、現在では、患者安全の視点から「SBAR」に加え、以前は「S」に含まれていた「報告者と患者の同定」（Identify）と、「R」に含まれていた「指示受け内容の復唱確認」（Confirm）を強調した「ISBARC」が用いられるようになっています（**図表4**）。

I	Identify	報告者と患者の同定
S	Situation	患者の状態
B	Background	入院の理由・臨床経過
A	Assessment	状況評価の結論
R	Recommendation	提言または具体的な要望・要請
C	Confirm	指示受け内容の復唱確認

報告は結論から！　要領よく手短に！！

（引用・参考文献：日本医療教授システム学会監修、池上敬一、浅香えみ子編著：患者急変対応 for Nurses ガイドブック．中山書店；2008.）

② ISBARCによる報告の流れ

ISBARCによる報告は、次のような流れに沿って行います。

Identify：報告者と患者の同定

報告している人の所属と氏名、患者の氏名を伝えます。
・報告者の所属と氏名→「○○病棟の看護師△△です」
・患者の同定→「□□病棟△△号室の○○さんについての報告です」

Situation：患者の状態

患者の主訴、現在の主たる状態で緊急性の高いものを伝えます。ここは長く伝えることは避け、シンプルな言葉を用います。

Point

　「主たる状態で緊急性の高いもの」がわからなかったり、迷ったりする場合は、「この患者を一言で表現する場合、どう表現するか？」と考えてみてください。例えば「呼吸困難な○○さん」「ショックを呈している○○さん」「顔面蒼白な○○さん」等です。
　その「一言」を「S：Situation」で伝えてみましょう。

・患者の状態→

　「ショックを呈しています」「SpO$_2$が85％まで低下しています」

　一刻の猶予もない場合は、コードブルー[*1]など一斉放送を要請します

Background：入院の理由・臨床経過

　患者の入院理由、入院後の経過、バイタルサイン、患者の訴え、問題に関する身体所見などを要領よく、手短に報告します。

・入院理由、入院後の経過：

　「糖尿病で入院となり、血糖コントロール中です」

　「虫垂炎で手術し、本日術後1日目で離床しました」

・バイタルサイン、SpO$_2$値、現在投与している酸素の流量：

　「血圧92/68mmHg、心拍数98回／分、呼吸回数28回／分、体温36.8℃、

　　現在リザーバーマスクで酸素6ℓ投与しており、SpO$_2$ 92％です」

・患者の訴え・痛みの程度：

　「胸部の絞扼感を訴えています」「強い腹痛を訴えています」

・患者の問題、特に急変の前兆に関連する身体所見：

　「左肩から左胸にかけての痛み、嘔気、めまいがあります」

　「下肢の腫脹、発赤が見られています」

・意識状態、不安・せん妄など意識内容・感情の変化、皮膚所見など：

　「行動に落ち着きがなくなっています」

Assessment：状況評価の結論

　観察項目から導いた評価を伝えます。あくまでも自分自身で考え導き出したものであるため「正解」はありません。「自分自身で導き出した評価」に

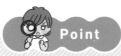

Point

　「心筋梗塞を起こしているかもしれません」のように疾患名を述べることは診断となるため、看護師は避けた方がいいのでしょうか？

　「心筋梗塞を起こしています」は断言であり、診断となり得ますが、「心筋梗塞を起こしているかもしれません」は可能性を述べているに他なりません。看護師が使用しても問題のない表現です。

Part ② 急変時の連携・記録

[*1]コードブルー：病院内で患者の容態急変により心肺停止など緊急事態が発生したことを知らせる、救急コール

自信を持ち、はっきりと述べることが重要です。

・状況評価の結論：

　「ショックと判断します」「心筋梗塞を起こしているかもしれません」

　また、結論として必ずしも診断名を考える必要はありません。「……かもしれません」「……の可能性があります」のような伝え方も有用です。

Recommendation：提言または具体的な要望・要請

　報告者は、報告した相手にどうしてほしいのか、具体的な要望・要請の内容を伝えます。

・報告者が適切と考える対処方法を提言する：

　「輸液の準備をしますか」「酸素投与量を上げたらどうでしょう」

　採血と血液検査・X線撮影・12誘導心電図の実施、ICUへの移動などの提言も積極的に伝えます。

・バイタルサインのチェック間隔とコールバックする場合について具体的な指示を得る

・Assessmentの結果、高度な緊急治療ができるチームあるいは主治医・当直医に要請事項があれば明確に伝える：

　「より状態悪化する懸念があるのですぐに来てください」など

Confirm：指示受け内容の復唱確認

　緊急時の場合、「〜をしてください」という口頭指示がでてくる場合が多々あります。患者安全上、こういった口頭指示は好ましいことではありませんが、急変時の対応においては口頭指示を受けざるを得ない場合もあります。そうした場合、口頭指示内容が確実に確認されるよう、「Confirm：指示受け内容の復唱確認」があります。

・医師の行動・指示内容を口頭で確認します：

　「すぐに来てくれますね」「酸素8リットルをリザーバーマスクで投与ですね」など

　図表5はISBARCの報告例です。

I	**Identify**	・報告している人の所属・氏名、患者氏名を伝える 　例）「私は〇〇病棟の看護師△△です。□□病棟△△号室の〇〇さんについての報告です」
S	**Situation**	・患者の状態を伝える 　例）「ショックを呈しています」 ・一刻の猶予もない場合は、コードブルーの一斉放送を要請する
B	**Background**	・入院理由とその目的、入院後の経過サマリを手短に報告する ・バイタルサイン、SpO_2 の値、現在投与中の酸素流量を報告する ・患者の訴え、痛みの程度を報告する ・患者の問題、特に急変の前兆についての身体所見を報告する ・意識状態、不安・せん妄などの意識内容・感情変化、皮膚所見などを報告する
A	**Assessment**	・状況評価の結論は、主観的に観察項目から導くものなので「正解」はない ・急変対応の初動で重要なことは、「自分の評価」に自信をもち、「判断」を述べることである ・患者の状態と状況について評価者の結論を述べる 　例）「ショックと判断します」 　　　「心筋梗塞を起こしているかもしれません」 ※「…の可能性があります」「…かもしれません」は有用な表現である ・結論が出せない場合は、中枢神経系、呼吸器系、心血管系などどこに問題があるか報告する ・緊急度と重症度について報告する ※結論として診断名を考える必要はない 　　　「…の可能性があります」「…かもしれません」「…と考えます」
R	**Recommendation**	報告者が考えている適切な対応を提言する 　例）「輸血の準備をしますか」 　　　「酸素投与量を上げたほうがよいですか」 ※採血、血液検査、12 誘導心電図、X 線撮影、ICU への移動など具体的な指示をもらう（バイタルサインのチェック間隔とコールバックする場合について） ・Assessment の結果、高度な緊急治療が可能なチームまたは、主治医や当直医に要請事項があれば明確に伝える 　例）「患者さんのバイタルサインに懸念があるのですぐに来てください」 　　　「すぐに診察に来てください」「酸素投与をしておきましょうか？」
C	**Confirm**	医師の行動と指示内容を口頭で確認する 　例）「ラシックス®注 20mg 1A 静脈注射ですね」 　　　「すぐに来てくれますね」「酸素〇 L 投与しておきます」

（日本医療教授システム学会監修、池上敬一、浅香えみ子編著：患者急変対応コース for Nurses ガイドブック. 中山書店；2008．p.59．表 9．より一部改変）

③ 事例を用いた報告例

山田一郎さん　68歳　男性

　　糖尿病で血糖コントロール不良のため4階南病棟の410号室に入院中。

　　受け持ち看護師が14時に訪室し迅速評価した結果、

呼吸：気道開通、呼吸あり

循環：頻脈、冷感、湿潤

意識・外見：顔面蒼白、意識レベル低下

　　上記であったため、「急変の兆候あり」と判断した。

　　受け持ち看護師はその場を離れず、ナースコールでリーダー看護師へ
　　応援要請の報告を行った。

▶ 迅速評価後の受け持ち看護師からリーダー看護師への報告例

【迅速評価後の他ナースへの応援要請】

I ：報告者と患者の同定
・報告者の氏名、患者の氏名・病室

S ：患者の包括的状態
・状況のとりあえずの結論　例）ショック、吐血、胸痛…

B ：臨床経過
・患者背景：疾患名と、あれば最近のイベント
・異常所見

A ：状況評価の（とりあえずの）結論
・得た情報をもとに、今の段階で自分はどう判断したのかを述べる
・「…かもしれません」「…の可能性があります」

R ：具体的な要請内容
・何をしてほしいのか明確に告げる
・必要な器材は具体的に要請する

C ：指示受け内容の復唱確認

（日本医療教授システム学会・KIDUKI委員会2009より一部改変）

Identify：報告者と患者の同定

「看護師の井上です。410号室の山田一郎さんの報告です」

Situation：患者の状態

「意識レベルが低下しています」

Background：入院の理由・臨床経過

「血糖コントロール中の方で、他に頻脈、冷感、湿潤、顔面蒼白がみられています」

→報告を受けるリーダー看護師も情報は得ているはずと考え、患者の背景や疾患名などの報告を省略しがちです。しかし、勘違いという可能性もあるため、簡単にでも入院の理由は伝えるようにしましょう。

Assessment：状況評価の結論

「低血糖かもしれません」

Recommendation：提言または具体的な要望・要請

「至急、応援お願いします。救急カート、酸素・モニター・点滴一式を持ってきてください」

Confirm：指示受け内容の口頭確認

「資器材の確保と応援はすぐに可能でしょうか？」

　必要資器材と人員2名（リーダー看護師、メンバー看護師）が到着し、一次評価を行ったところ、

A：気道開通あり

B：呼吸回数14回/分、SpO$_2$ 95%、呼吸音聴取可

C：血圧108/62mmHg、心拍数112回/分（洞調律）、冷感・湿潤あり、顔面蒼白

D：意識レベル GCS12 E3/V4/M5、瞳孔径右3.0/左3.0　対光反射あり

E：体温35.5℃、外傷なし

　簡易血糖測定で血糖値40mg/dLであったため、医師への報告が必要と判断した。リーダー看護師は院内PHSで医師への報告を行った。

▶ 一次評価後のリーダー看護師から医師への報告例

【一次評価後の医師への報告】
I ：**報告者と患者の同定**
　・報告者の氏名、患者の氏名・病室
S ：**患者の包括的状態**
　・状況のとりあえずの結論　例）ショック、吐血、胸痛…
B ：**臨床経過**
　・患者背景：疾患名と、あれば最近のイベント
　・異常所見
　・直近の経過と一次評価のサマリ（異常所見中心）
　・バイタルサイン
A ：**状況評価の（とりあえずの）結論**
　・得た情報をもとに、今の段階で自分はどう判断したのかを述べる
　・「…かもしれません」「…の可能性があります」
R ：**具体的な要請内容**
　・何をしてほしいのか明確に告げる
C ：**指示受け内容の復唱確認**

（日本医療教授システム学会・KIDUKI委員会2009より一部改変）

Identify：報告者と患者の同定

「4階南病棟の看護師内野です。410号室の山田一郎さんの報告です」

Situation：患者の状態

「血糖値40mg/dLで低血糖となっています」

Background：入院の理由・臨床経過

「14時に訪室したところ、意識レベル低下、頻脈、冷感、湿潤、顔面蒼白がありました。現在のバイタルサインは、血圧108/62mmHg、心拍数112回/分（洞調律）、呼吸回数14回/分、SpO$_2$ 95％、体温35.5℃、意識レベルはGCSでE3/V4/M5[*2]の12点です」

　　→報告を受ける医師が山田一郎さんの主治医・担当医以外の場合、特に背景や疾患名などの情報を忘れずに伝えるようにします。
　　→異常所見を中心に直近の経過と一次評価のサマリを述べます。医師に時間軸が伝わるよう心がけ、また、次に述べる状況評価の結論の根拠とな

[*2]：E（開眼）3/V（言語）4/M（運動）5

る情報を述べます。

Assessment：状況評価の結論

「低血糖への処置が必要と思いますが、経口摂取は難しいと思います」

→状況評価の結論を述べることを苦手とする看護師は少なくありません。「自分の抱いている懸念」を述べるため、正解も不正解もありません。自信をもってはっきりと伝えましょう。

Recommendation：提言または具体的な要望・要請

「静脈路確保、ブドウ糖投与の指示をください」

「処置をしに来ていただけますか」

→「わかっているはず」「してくれるはず」というコミュニケーションエラーを避けるためにも明確に伝えましょう。

Confirm：指示受け内容の復唱確認

「静脈路確保、50％ブドウ糖液40mLを準備しておきます」

→患者安全にとっての重要事項です。緊急時だからこそ、省略せずに復唱確認しましょう。

④ 一刻の猶予もない場合の報告

患者の状態が一刻を争う場合に備え、コードの一斉放送（「コードブルー」「ドクターハリー」など）が定められている組織も多くあります。コードの一斉放送の要請方法・運用については各組織で取り決められているため、医療者全員が知っておく必要があります。また、ナースステーションに掲示するなど、いざというときでも慌てず迅速に要請できるようにしておきます。

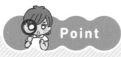

Point

報告のツールを使用することによって、報告の受け手は「最初に患者の緊急性の高い症状が報告されるだろう」「次に看護師の懸念事項が述べられるだろう」など準備性を整えながら報告を聞くことができます。それによって、報告内容も理解しやすくなり、コミュニケーションエラーが起きにくくなり、その結果、患者安全につながります。

⑤ 報告経路の明確化

　迅速な報告がなされるよう、報告経路を明確にしておきます。例えば、休日・夜間帯、日中でも手術中や検査中など、報告したい主治医あるいは担当医が不在の場合、誰に報告するかを明確にしておきます。そして、それが一目瞭然にわかるようにしておきます。くれぐれも「医師がつかまらず、急変対応に遅れが生じた」ということがないようにしておきます。

⑥ 主治医・担当医以外への報告

　主治医あるいは担当医以外の医師に報告する場合の報告の仕方としては、患者の治療経過などを詳しく伝えることがポイントです。ISBARCで言えば、「B　Background：入院の理由・臨床経過」の部分です。「糖尿病であり血糖コントロール目的で入院となりましたが、低血糖を繰り返しています」「虫垂炎で手術し、本日、術後1日目で3時間ほど前に離床しました」など主治医・担当医へ報告するよりも詳細に伝えます。

⑦ 報告しやすい環境づくり

　「いつもと違う」「何か変」という看護師の気づきから、早期の急変対応に繋がることが多くあります。その「いつもと違う」「何か変」と感じた看護師が、躊躇なく先輩看護師や医師に相談、報告できる環境づくりが重要です。

　最も優先されるべきは患者の安全です。懸念がある場合は、しっかりとアセスメントして躊躇せず先輩看護師や医師に相談・報告することです。

　相談・報告を受けた先輩看護師や医師は、相談・報告できた行為を承認し、患者の状態を一緒に観察してアセスメントします。複数の人の目でアセスメントすることで、見逃していた急変の兆候をとらえることができたり、早期の急変対応が可能となったりします。医療チームとして情報共有することはとても重要です。

　ただし、患者の急変の兆候をとらえ、的確な報告をするためにも、自分のアセスメント能力を高めていくことを忘れてはなりません。アセスメント能力が高まると、先輩看護師や医師からの信頼を得られ、より報告しやすい環境となります。

役割分担

　急変時の看護師の役割には、救急処置の準備・実施・介助や記録、家族対応などが挙げられます。急変対応にかかわる人員は、多すぎても混乱をきたし、対応の妨げとなったり、医療事故を引き起こしたりすることがあります。迅速な急変対応は、必要な人員で適切に役割が遂行されてこそ可能となります。必要な役割分担を**図表6**に示します。

① 医師を含めた急変対応チームの役割分担

　医師を含めた急変対応チームでは、医師がリーダーの役割を担います。チ

図表6 急変対応における役割

役割	詳細
リーダー	全体を見渡し役割分担をする
	各メンバーに指示をする
	指示した役割が遂行されているか確認、監督する
気道・呼吸管理	気道確保（必要時エアウェイ挿入）
	呼吸数・呼吸音・努力呼吸の有無の観察、報告
	SpO_2 モニター値の観察、報告
	酸素投与
	胸郭が挙上するバッグバルブマスク換気
	気管挿管の介助
	気管挿管後の呼吸音確認
胸骨圧迫	脈の確認
	胸骨圧迫
	2 分ごとに他者と役割を交代する
静脈路確保 薬剤投与	静脈路確保
	採血
	薬剤復唱（薬剤名・規格・アンプル数）
	薬剤準備
	薬剤投与
モニター 除細動	モニター装着
	心電図モニターの観察、報告
	AED の管理
	除細動の管理
記録	実施されていることの確認
	記録
	2 分ごとの時間管理（心肺停止時）

（注：左端に「役割責任」の縦書きラベル）

（日本医療教授システム学会 KIDUKI 委員会 2009 より一部改変）

ームの監督となり全体を見渡し、各メンバーに指示を出していきます。

　心肺停止など超緊急事態であれば、**図表6**のとおり6つの役割を6名でそれぞれが担うことが理想です。超緊急でなければ、複数の役割を兼務しながら（例えば、心肺停止でなければ胸骨圧迫は不要となりリーダー・直接ケア・モニター／記録の3役割となる）、3名程度の人員で対応します。

　しかし、急変対応は人数だけを考慮すればいいということではありません。その日の勤務者の知識や技術の習得度、経験の程度によって果たせる役割が異なります。

　急変対応時にはベッド周囲の立つ位置によって、役割が決まってきます。モニター側に位置すれば、モニター装着・除細動などの役割を担います。役割が決まっていれば、慌てずにその場所に位置します。病室の広さや構造、配管などによって医療機器をどの位置に配置できるか決まってきますので、普段から把握しておくようにしましょう。

　全体を指揮するリーダーは患者全体を見渡せる場所に位置します。こうした立ち位置と処置の関係を理解することは、迅速な役割遂行につながります（**図表7**）。

図表7 ベッド周囲の立ち位置と役割分担

心電図モニター

左側
モニター装着・除細動

頭側
気道・呼吸管理
気管挿管
意識レベル観察
瞳孔観察

人工呼吸器

足側
記録

右側
胸骨圧迫・
静脈路確保（場合によっては下肢）

**患者全体を
見渡せる位置**
リーダー

② 看護師チームでの役割分担

　急変対応は医師を含めた急変対応チームで行いますが、医師が到着するまでは、看護師だけのチームで可能なかぎりの対応を行います。その場合の医師が到着するまでのチームリーダーは看護師となります。

▶ リーダー看護師の役割

　リーダー看護師は、チームの監督です。応援要請があったら速やかに駆けつけます。そして、医師が到着するまで、全体を見渡してメンバー看護師に役割を割り振り、役割が遂行されているか（急変対応が円滑に行われているか）、患者の状態に変化はあるかを確認します。

　役割を割り振る際には、メンバー看護師の知識、技術の習得度、経験の程度を考慮します。また、メンバー看護師が「わかりません」「私にその役割は難しいです」など申し出しやすい雰囲気作りも必要です（図表8）。

図表8 リーダー看護師の確認事項

□必要な救急処置が円滑に行われているか
□患者の気道・呼吸・循環・意識は変化しているか
□優先順位に応じたケア・処置が行われているか
□メンバー看護師が重複したケア・処置を行っていないか
□メンバー看護師の能力に応じた役割が与えられているか
□チーム力が最大限に発揮できているか

▶ メンバー看護師の役割

　メンバー看護師はリーダー看護師の采配によって動きます。リーダーがすぐに来られない場合もありますので、その場合は、リーダーが来るまでリーダーの役割を担うことになります。

　また、メンバー看護師は、リーダーから役割分担されるのを待つだけでなく、「胸骨圧迫します」「モニター装着します」など、「自分にできること」を申し出ることも必要です。そして、チームダイナミクスの要素を意識しながらメンバーとしての役割を遂行していきます。

記録方法

　急変時には限られた人員で多くの処置や看護ケアを行わなければなりません。そのため、記録がおろそかになりがちですが、記録は処置や看護ケアを実施した証明となる重要事項であるため、忘れずに記載しなければなりません。ここでは、患者急変時の看護記録について解説します（**図表9**）。

① 記録の留意点

▶ 記録は患者の経時的な変化や薬剤投与・救急処置・検査など、すべて「事実のみ」を記載する

　患者や家族との会話内容も省略せず、そのまま記載すると状態がわかりやすくなります。また、アセスメントを記載するときは、「事実」と「アセスメント」が混同しないよう明確にわかるようにします。

▶ バイタルサインの測定値は詳細な値を記載する

　例えば「血圧60台」などと曖昧な値では記載はせず、「血圧68/42mmHg」のように詳細な値を記載します。また、心電図モニターの波形は印刷し、診療記録に取り込むことも有用です。

▶ 客観的ツールを活用する

　記録は、経時的な患者の状態変化を把握するためにも活用されます。意識レベルや疼痛などを客観的評価できるよう、客観的ツールを用いて記録することをお勧めします。

▶ 急変の兆候が発見される前の状況、変化の兆候について記載する

　記録内容は原因検索の情報となります。よって、例えばいつから胸痛が出始めたのか、血圧が低下し始めたのかなど、いつからどのような兆候が出始めたのかについて記載しておくようにします。

▶ 絶対に「曖昧な記録」「つじつま合わせの記録」をしない

　少ない人員で急変対応を行う場合、処置が優先となります。そのため、処置に追われ、記録が後回しとなった結果、記録の内容が曖昧になることもあ

ります。特に「時間」についてです。そのような場合は、モニターやAED（自動体外式除細動器）などの時間をリコールしてみましょう。

絶対にしてはならないことは、「曖昧な記録」「つじつま合わせの記録」です。「おそらくこのくらいの時間に……」「薬をもっと使っているはずなので、たぶんこの時に……」などと「曖昧」「つじつま合わせ」の記録はしないようにしましょう。詳細な時間がわからなくなったら、「時間未定　○○実施する」「気管挿管の前にAED実施」など事実を記載します。

図表9 記録見本（p.42〜46の事例より）

時間	叙述的経過記録
14：00	訪室し迅速評価した結果、気道開通・呼吸あり、頻脈・湿潤・冷汗あり、顔面蒼白、意識レベル低下が見られた。急変の前兆ありと判断し、その場を離れず、他の看護師へ応援・必要資器材の要請をする。
14：10	一次評価すると、気道開通あり、呼吸回数14回/分、SpO_2 95%、呼吸音聴取可、血圧108/62mmHg、心拍数112回/分洞調律、湿潤・冷汗あり、顔面蒼白、意識レベルGCS12 E3/V4/M5、瞳孔径右3.0/左3.0、対光反射あり、体温35.5℃、外傷なし。簡易血糖測定器で血糖値40mg/dL。
14：15	患者の状態を佐藤医師へ報告する。低血糖であるため処置が必要であるが、経口摂取は難しい状況と考えていることを伝え、処置のため速やかに訪室して欲しいことを要望した。末梢静脈路確保の指示あり、右正中皮静脈に22Gでルート確保し、生理食塩水500mL投与開始する。
14：20	SpO_2 93%、血圧106/58mmHg。呼吸、循環、意識レベル変化なし。佐藤医師訪室し、50%ブドウ糖液40mLを10分かけ静脈注射する。血管炎の症状である熱感、腫脹、発赤の出現がないか観察する。
14：30	50%ブドウ糖液40mL投与終了する。血管炎症状出現なし。意識レベル徐々に上昇する。
14：35	意識レベル清明となる。簡易血糖測定器で血糖値92mmHg。呼吸回数18回/分、SpO_2 97%、血圧120/82mmHg、心拍数92回/分洞調律。患者本人より「お腹が痛くて、お昼ご飯が食べられなかった。でもインスリンはいつも通り打ったんだ」と発言あり。昼食を摂取しなかったにも関わらず、インスリンを通常通り投与したことにより、低血糖となったと考える。

② 記録する内容

具体的に記載する内容は以下のとおりです。

・急変の兆候が発見される前の状況
・報告した医師名と報告内容
・処置の内容、処置を行う理由、処置によっての変化
・除細動を実施した場合は、除細動を実施した医師名、通電圧、実施前後の心電図モニターの波形
・静脈路確保した部位、挿入者、投与した薬剤名、点滴速度、指示を出した医師名
・薬剤を使用する理由、薬剤使用による変化
・薬剤指示を出した医師名、具体的な指示内容（薬剤名・規格、投与量、投与方法）
・バイタルサイン、意識状態や観察した内容
・集中治療室に入室した場合は、移動中の状況や引き継ぎの状態、入室時間
・家族に連絡をした場合、誰が誰に連絡をしたのか、説明内容と家族の反応
・家族の病院到着後に行った家族への説明内容、説明医師と同席者名、家族の反応、家族ケアの内容

③ 記録が追い付かない場合の対応

急変対応しながらタイムリーに記録することができれば、効率的であり記録漏れも少なくなります。しかし、限られた人員で急変対応しなければならず、記録まで手が回らないこともあります。その場合、記録に残すべく情報をメモにとり、急変対応後にあらためて正式に記録に残すこともあります。

④ 正しい用語を用いて、正しく記載する

急変対応の場面です。看護師と医師で急変対応しています。看護師が医師へ質問したり、薬剤準備完了したことを報告したりしていますが、正しい用語を用いているでしょうか？　考えてみましょう（**図表10**）。

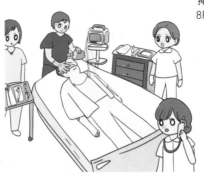

× 悪い例

アドレナリン
1ミリ用意でき
ました

挿管チューブは
8Fr でいいですか？

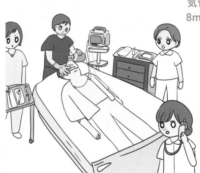

○良い例

アドレナリン
1mg 用意
できました

気管チューブは
8mm でいいですか？

Part
2
急変時の連携、記録

【解説】

・「挿管チューブ」ではなく、正しくは「気管チューブ」です。

・気管チューブの径は「Fr」ではなく、正しくは「mm」です。

・薬剤の単位を「ミリ」と省略せず、最後まではっきりと伝えること。

　「ミリ」と省略して表現することは、「mg」「mL」の間違いにつながります。普段から「ミリグラム」なのか「ミリリットル」なのか、単位をはっきりと伝える癖をつけましょう。

役割分担 について

図は6名体制。リーダー 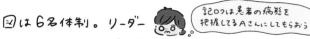。 記録つは患者の病態を把握してるAさんにしてもらおう

勤務者の知識や経験の程度によって采配しよう！

メンバーは自分の役割を申し出よう！

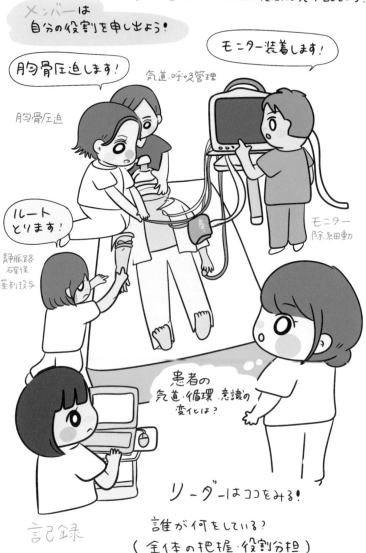

胸骨圧迫します！

気道・呼吸管理

モニター装着します！

胸骨圧迫

ルートとります！

静脈路確保薬剤投与

モニター除細動

患者の気道・循環・意識の変化は？

記録

リーダーはココをみる！

誰が何をしている？
（全体の把握・役割分担）

大切!! チームワークとコミュニケーション

チームダイナミクス
8つの要素を使おう!

リーダー　メンバー

Closed-loop
クローズドループ
コミュニケーション

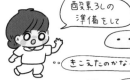

西瓜素ろしの
準備をして

・・・

きこえたのかな…?

声がけ
大事

No!

OK!

さんをろし準備します!

返答OK!
アイコンタクトOK!

しっかり
返事!
&アイコンタクト

パチッ

明確なメッセージ No!

おちついてはっきり
伝えよう! どなるのはやめよう

アドレナリン
まだ!??

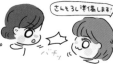

・・・

薬剤り
オーダーは
復唱しよう

明確な役割と責任

すべての
役割を
わりふろう

山下さん、採血オーダー
入ったので採血して下さい。
田口さん、そろそろ
小田さんと胸骨圧迫
交代して下さい!

OK!

ハイッ!!・できるっ!!

もし自分の力量以上の役割であれば
リーダーに告げよう

自己の限界を知ること

自分の能力や力量を
超える場合は、援助を求めよう

且かけを
求めよう

知識の共有

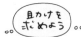

○○科の
ドクターに
連絡します!

建設的な介入

（対立しない）

いいね!

より優れた案はとり入れよう☆

再評価と要約

記録をもとに途中経過を要約し
今後の動きを周囲に伝えよう

患者の状態を
みて
モニタリングの
回数を調整しよう

相互の尊重

オイッ!!

No!

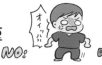

OK

ありがとう!

AED
もってきました!

OK
やさしく
おだやかに
声をかけよう

ISBARC についてまとめる！

『誰に』伝えるかで情報量も変わるよ
必要な情報を伝えよう。

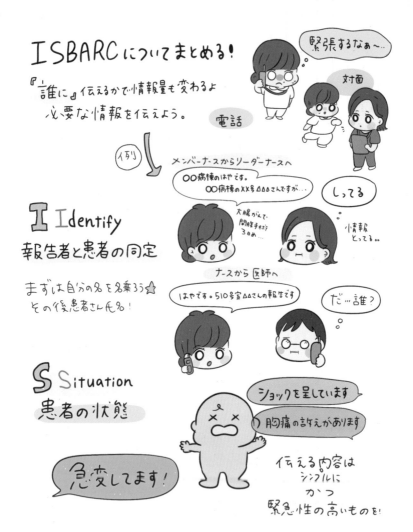

電話

対面

緊張するなぁ〜

(例)

メンバーナースからリーダーナースへ

○○病棟のはやです。
○○病棟の××号 △△△ さんですが…

しってる

I Identify
報告者と患者の同定

まずは自分の名を名乗ろう☆
その後患者さん氏名！

大腸がんで
胸腔手術後
3日め

情報
とってる…

ナースから医師へ

はやです。510号室 △△ さんの報告です

だ…誰？

S Situation
患者の状態

ショックを呈しています

胸痛の訴えがあります

急変してます！

伝える内容は
シンプルに
かつ
緊急性の高いものを！

B Background　入院の理由・臨床経過

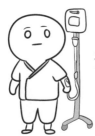

何の理由で
入院してる？

入院した後
どんな経過（治療）した？

ここのあたりは事前に情報収集しているはず…！

カルテをみなおしたり、情報収集シートをみながら報告するのも◎

主治医・担当医以外の医師へ報告する場合は
よりくわしく伝えよう！

続き…　患者の「今」の状態は?

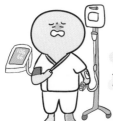

バイタルサイン、SpO2、現在投与している酸素の量

患者の訴え　下肢の疼痛を訴えています　NRS 10です

急変の前兆に関する身体所見　下肢の発赤、熱感、腫脹あり、左右差あり左のみです

疾患を予測しつつ情報をとっていき、報告する

深部静脈血栓かも…?

食事や飲水状況、離床状況や運動障害の有無も確認しよう

他、意識状態、不安、せん妄などの意識内容、感情の変化、皮膚所見など

A Assesment
状況評価の結論

Background ↑であつめた情報をつかって導く　正解はない!!

DVTの症状や兆候が出ている…でも確定とは言えない…

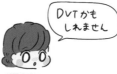
DVTかもしれません

検査するか・エコー・dダイマー

診断するのは医師なので「…かもしれません」「…の可能性があります」でOK

必ずしも疾患名をのべる必要はないよ!!

普段と違う状況なのでおかしいと思い、連絡しました

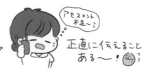
アセスメント不足〜?

正直に伝えることある〜!

R Recommendation
具体的な要望・要請

相手に何をしてもらいたいか?。。を考えながら伝えよう!

採血とりますか?酸素投与しますか?　医師へ

指示やオーダーの依頼

ナースへ　応援おねがいします。救急カート持ってきて下さい

C Confirm
指示受け内容の復唱確認

すぐに来てくれますね

酸素2L投与ですね　カルテにも指示おねがいします

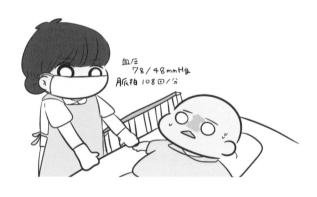

Part 3

事例でわかる！

症状別 急変時の アセスメントと対応

血圧
78／48mmHg
脈拍 108回／分

Case1 アナフィラキシー

52歳、女性（N.Nさん）。子宮癌で入院中、本日より抗癌剤投与開始である。

午前10時、看護師は抗癌剤の投与を開始し、そばに付き添い様子観察していたところ、喘鳴、嘔吐、発汗、顔面の紅潮が出現した。

【迅速評価】呼吸：喘鳴・咳嗽・呼吸困難あり
循環：頻脈、発汗あり
意識・外見：意識レベル清明、顔面紅潮あり
看護師は応援・必要資器材を要請し、一次評価を行った。

【一次評価】A：単語のみの発語
B：Stridor（吸気性喘鳴）あり、胸郭挙上左右差なし、チアノーゼなし
C：発汗あり、末梢温暖
D：意識レベル清明
E：全身紅潮あり、掻痒感あり
バイタルサイン：血圧84/50mmHg、心拍数106回/分、呼吸回数24回/分、SpO_2 88%、体温37.0℃

☑ ここをCheck!

• アレルゲンの曝露歴と発症までの時間経過、症状の確認
• 喉頭浮腫や上気道狭窄の確認
• 二相性反応の確認

☑ まず、すべきことは？

• 曝露要因の除去
• 応援要請と必要資器材の確保
• ABCDE を評価する
• アナフィラキシーを疑ったら、躊躇せずアドレナリンを筋肉注射する

① アセスメントと対応

　アナフィラキシーは、基本的には発疹などの皮膚症状、もしくは一般的にアレルギーとなりうるもの（造影剤、抗癌剤など）への曝露後、呼吸器症状、循環器症状、消化器症状のいずれかを認める場合に疑い、対応します。アレルゲンの曝露歴と発症までの時間経過、症状を確認します。

　ABCDE に沿って評価するとともに速やかに救急処置を実施します。A（Aisrway：気道）では、喉頭浮腫や上気道狭窄は急速に進行することを念頭におき、気管挿管を考慮し準備を進めます。また、喉咽頭の浮腫により挿管困難な場合には輪状甲状靱帯切開が必要になることもあります。そういった場合に慌てることがないよう、準備を整えておきます。

　B（Breathing：呼吸）では、呼吸器症状があるときには酸素投与を行います。C（Circulation：循環）では、血圧低下があれば下肢挙上し、細胞外液を急速投与します（下肢挙上は、短時間での血圧上昇に効果があることが示されています）。

【初期対応】

1. アナフィラキシーの原因と思われる薬剤を静脈内投与している場合は中止する（曝露要因の除去）。本事例では、速やかに抗癌剤投与を中止する。
2. 応援要請・必要資器材を確保し、ABCDE を評価する。

（以下、3．4．5．は並行して実施）

3. 大腿部中央の前外側にアドレナリン0.01mg/kg を筋肉注射する。ほとんどの場合は1〜2回の投与で効果が得られる。必要に応じて5〜15分ごとに再投与する。最大量は成人0.5mg、小児0.3mg。投与量・方法・時刻と患者の反応を記録に残す。
4. 患者を仰臥位にする。呼吸困難や嘔吐がある場合は楽な体位にする。血圧低下がある場合は、下肢を挙上させる。
5. 呼吸促迫を呈し、アドレナリンを複数回投与した患者には、低酸素血症が認められなくともフェイスマスクか経口エアウェイによる高流量（6〜8L/分）の酸素投与を行う。14〜16G の太い留置針で静脈路を確保し、状態に応じていつでも0.9％生理食塩水（等張液）の急速投与ができる

よう準備する。本事例では、抗癌剤投与していたルートをすべて交換して、原因薬剤を含まない0.9％生理食塩水を接続し投与する。

6. 継続的に患者のバイタルサイン、酸素飽和度をモニタリングするとともに、繰り返しフィジカルアセスメントする。

　第一選択はアドレナリンの投与ですが、第二選択薬としては、H_1抗ヒスタミン薬、$β_2$アドレナリン受容体刺激薬、グルココルチコイドが使われます。H_1抗ヒスタミン薬は皮膚・粘膜症状を緩和しますが、それ以外の症状への効果は確認されていません。$β_2$アドレナリン受容体刺激薬の吸入（サルブタモール吸入など）は喘鳴、咳嗽、息切れを軽減しますが、上気道閉塞や血圧低下を予防、改善できません。

　グルココルチコイドは作用発現に数時間を要しますが、遷延性または二相性のアナフィラキシーの予防、緩和を期待して使用します。ただし、確立した有効性は示されていません。

② 原因検索

　アナフィラキシーは、アレルゲンが体内に侵入すると、免疫反応によって体内に抗体が生成され、肥満細胞にくっつきます。アレルゲンが再び体内に侵入し、肥満細胞にくっついた抗体に結合すると、肥満細胞からアレルギー症状を引き起こす化学物質（ヒスタミンやロイコトリエンなど）が放出されます。この化学物質には血管拡張、体液漏出、平滑筋収縮などの働きがあり、これにより、血圧や血流量が低下し、気管支収縮、嘔吐、下痢、蕁麻疹、血管性浮腫などのショック症状を引き起こします。

　アナフィラキシーというと皮膚症状が思い浮かびますが、10％程度は認められません。皮膚症状がなくとも、喘鳴・呼吸困難などの呼吸器症状、眩暈、失神、悪心・下痢・腹痛などの腹部症状があれば、まずはアナフィラキシーを考えるようにします。

　本事例のN.Nさんは抗癌剤投与開始から、呼吸器症状（喘鳴、気道狭窄）、消化器症状（嘔吐）、血圧低下、皮膚所見（全身の紅潮）とアレルギー反応が生じていることから、アナフィラキシーと考えられます。皮膚の紅潮はヒスタミンなどが血管拡張を惹起した結果生じています。さらに、ヒスタミン、ロイコトリエンなどのケミカルメディエーター（細胞間の情報伝達に使われる化学物質）の作用により血管透過性が亢進し、血漿成分が血管外に移行した

結果、循環血液量および心拍出量が減少してショック状態となったと考えられます。

　アナフィラキシー症状は急速に進行して気道閉塞またはショックに至ることがあるため、ただちにアドレナリンの投与が必要です。上気道閉塞の完全閉塞をきたす前には嗄声、Stridor（吸気性喘鳴）や吸気性努力性呼吸がみられ、呼吸困難を訴えることが多いため、そのような徴候がないか観察を強化します。また、患者が喉を手でわしづかみにする動作（チョーキングサイン）を呈した場合は、上気道閉塞を示し一刻を争う状況です。

　本事例ではStridor（吸気性喘鳴）がみられていることから、上気道閉塞の一歩手前、超緊急状態と判断されました。速やかにアドレナリン0.5mgを筋肉注射したことにより、上気道閉塞を回避することができました。

③ 看護ケアのポイント

▶ 初期対応

　前述 ①「アセスメントと対応」の「初期対応」を速やかに行います。

▶ モニタリングしての経過観察

　アナフィラキシー患者の経過観察時間は、重症度と二相性反応の可能性を考えて決定する必要があります。二相性反応（アナフィラキシー発症から1〜48時間程度で再燃するアナフィラキシーのこと。約半数は最初の反応後6〜12時間以内に出現する）は成人の最大23％、小児の最大11％のアナフィラキシーに発生するとされています。一般的にアドレナリンを繰り返し使用するなど、重症度が高い症例で二相性反応が起こりやすいとされていますが、発症からアドレナリンの投与までに時間がかかった症例も二相性反応のリスクとなります。経過観察の時間は、重症度や初期対応までに要した時間、アナフィラキシーの原因、基礎疾患の有無等を考慮します。

▶ 体位の調整・指導

　明らかな血圧低下が認められない状態でも、アナフィラキシーの際には、仰臥位かトレンデレンブルグ体位（仰臥位の状態で頭部を低くし、頭部より下半身を高く保つ体位）とし、呼吸困難がある場合には座位（もしくは安楽な体位）にします。著明に血圧が低下している場合は、短時間でも血圧上昇に効果が示されているため下肢挙上します。妊娠している場合には左側を下にして半

側臥位、意識消失した場合は回復体位にします。

また、突然立ち上がったり、座ったりすると急変することがあるため、患者へ説明・指導を行います。

▶ 精神的ケア

アナフィラキシー症状は身体的苦痛もありますが、死への恐怖や不安など精神的苦痛も強い状況となります。安楽な体位としたり、状況を説明したりしますが、一番の精神的ケアは身体的苦痛を取り除くことです。一刻も早く改善するよう、アナフィラキシーのことを知り、速やかに対応できるようにしておきましょう。

！ここに注意

▶ アドレナリンはアナフィラキシーであると認識したら使用する

アナフィラキシーにおいて、アドレナリンを投与してはいけない患者はいません。そして、血圧低下などショックに陥ったら使用するものでなく、原則としてアナフィラキシーであると認識したら速やかに使用します。

発症から30分以上のアドレナリン投与の遅れは、二相性反応の出現に関連するといわれており、また、アドレナリン注射の遅れが死亡率の増加と関連するため、アドレナリンを適切なタイミングで使用することが重要なポイントです。蕁麻疹などの皮膚症状、造影剤や抗菌薬などの明らかな抗原曝露、喉頭浮腫・喘鳴などの呼吸器症状、血圧低下・失神・眩暈などの循環器症状、悪心・嘔吐・腹痛・下痢などの消化器症状のいずれかがある場合は、できるだけ早期のアドレナリン投与が必要です。

参考文献
・工藤順子：抗がん薬のアナフィラキシーショック．がん看護，2021；16（5）：595-598.
・坂本壮：アナフィラキシー　アドレナリンのタイミングを逃すな！．medicina．2021；58（4）：595-598.
・一般社団法人日本アレルギー学会：アナフィラキシーガイドライン．2022．p.2-24.
・林寛之，堀美智子：危ない症候を見分ける臨床判断．じほう；2017．p.44-51.

Case2 下部消化管潰瘍

　65歳、女性（M.Uさん）。脳梗塞を発症し入院加療中であり、抗血小板薬を内服している。

　2日前に淡血性混じりの嘔吐があったが、バイタルサインの変動なく、採血データも変わりないため、経過観察となっていた。

　本日午前8時、暗赤色の大量の下血がみられた。

既往歴：胃潰瘍

【一次評価】A：発声あり

　　　　　　B：SpO$_2$ 91％（room air）、呼吸数24回/分

　　　　　　C：血圧78/48mmHg、脈拍108回/分、洞調律、脈拍触知弱い

　　　　　　D：意識レベル GCS14 E3/V5/M6

　　　　　　E：体温36.8℃、冷汗・蒼白著明

☑ ここをCheck!

- バイタルサイン測定だけでなく、患者に触れて脈を確認する
- 循環血液量減少性ショックではショック指数を活用する
- SpO$_2$測定値は信頼性が低くなるため要注意

☑ まず、すべきことは？

- 自身の感染防御（個人防護具の装着）
- 一次評価、バイタルサイン測定と救急処置
- 酸素投与・モニター装着・静脈路確保（OMI）
- 輸液の反応を評価する

Part 3 症状別　急変時のアセスメントと対応

① アセスメントと対応

　このように大量に下血した患者に遭遇した場合、どんなに急いでいても優先すべきは、自身の感染防御、安全確認です。個人防護具の装着を行ってから患者に接触します。そして、どのような急変においても自身はその場を離れず、ナースコールや院内 PHS・スマートフォンなどで応援・必要資器材の要請をします。

　ショックの患者は多臓器不全を防ぐため、早期に循環動態の安定化を図る必要があります。ショックに対する救急処置を行うとともに、原因検索も開始します。原因が特定されたら、迅速に原因に対する処置・治療を行わなければなりません。患者の状態が急速に好転しないかぎり、集中治療室に入室し、動脈ラインを確保したり，中心静脈カテーテルを挿入したりして集中管理することになります。

　本事例は下血によりショックとなった患者です。下血が見られたら、まず大切なことは、全身状態と出血状況の把握です。応援人員と必要資器材が揃ったら、モニターを装着し、呼吸状態、循環状態、意識状態など一次評価とバイタルサインのチェックを速やかに行います。本事例では、ショックの5P（顔面蒼白【pallor】、虚脱【prostration】、冷汗【perspiration】、呼吸不全【pulmonary insufficiency】、脈拍触知不能【pulseless】）もあり、バイタルサインからもショック状態と判断できます。

　一次評価とともにABCの安定を目指し、救急処置を行います。救急処置は可能なかぎり一次評価と並行して行いますが、一人で対応しなければならないときは、ABCDEに沿って評価しながら、異常に対して処置を行っていきましょう。

　多量の下血はABCすべてに影響が出る可能性があります。再度下血が見られたら、さらに状態悪化するリスクが高いと考え、モニタリングし注意深く観察します。心疾患の既往がありβ遮断薬を内服している場合は、頻脈が隠されてしまうことがありますので注意が必要です。

　ショックにおいては、ただちに酸素投与を開始します。末梢血管が収縮している際には、SpO_2測定値は信頼性が低くなるため注意が必要です（ショックの際の酸素需要の正確な決定には血液ガスモニタリングを必要とします）。そして、いつでも気管挿管できるよう準備を整えておきます。

　バイタルサインが不安定な場合は、まず輸液を投与します。本事例のよう

にショックを呈している場合は、18Gなどの太い針で2本の静脈路を確保し、細胞外液輸液の急速投与を行います。そして、輸液の反応（効果）を必ず確認します。

　細胞外液輸液の急速投与で血圧・脈拍に改善傾向がない場合は、重症としてより迅速な対応が必要と判断します。十分に細胞外液輸液を投与しても血圧上昇が見られない場合には、昇圧剤投与の可能性が高くなりますので準備を整えておきます。

② 原因検索

　ショックには4つの分類があります（**図表1**）。本事例は下血によってショックを起こしていますので、循環血液量減少性ショックであるとわかります。循環血液量減少性ショックの初期評価に用いる指標として、ショック指数（Shock Index；SI）があります（**図表2**）。SIは，心拍数／収縮期血圧で求められ、SIが1であれば750〜1,500mLの出血、2であれば2,000mLの出血があると推定できます。本事例のSIは、「$108÷78＝1.38≒1.4$」であり、1.0＜SI値＜1.5で出血量は750〜1,500mLと推定できます。

　問診は診断および治療方針の決定において重要です。特に、出血の状態（吐血・下血・血便、出血量など）、随伴症状（腹痛・下痢・発熱など）、既往歴（消化性潰瘍、肝硬変、腸疾患など）、薬の服用歴（非ステロイド性抗炎症薬［NSAIDs］、アスピリン、抗凝固薬など）などを聴取します。治療として緊急内視鏡検査を行うことも考えられますので、最終食事時間を聞いておくことも重要です。

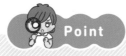
Point

コールドショックが起こるメカニズム

　心臓から血液を送り出す力（1回心拍出量）が落ちると、1回心拍出量が減った分を回数で賄い血圧を維持しようとします。その結果、心拍数が上昇します。これが身体の代償機転です。しかし、回数で賄うにも限度があるため、次は、手先・足先の末梢血管を締め付け、末梢血管抵抗を上げることで、血流を身体の中心部に絞り集めようとします（重要臓器の血流を保とうとする）。その結果として、四肢の蒼白や冷感が出現します。

　それでも血圧が維持できない場合は、血圧は下がっていきます。このように代償機転ができなくなった状態がコールドショックです。

分類	機序	原因
循環血液量減少性ショック（hypovolemic shock）	出血、脱水、血管透過性亢進	外傷、消化管出血、熱中症、下痢・嘔吐、腹膜炎、急性重症膵炎、熱傷など
心原性ショック（cardiogenic shock）	心筋障害、不整脈	急性心筋梗塞、弁膜症、心筋症、心筋炎、重症不整脈など
閉塞性ショック（obstructive shock）	主要な血管閉塞、心圧迫、胸腔内圧上昇	肺塞栓、心タンポナーデ、緊張性気胸など
血液分布異常性ショック（distributive shock）	血管拡張	アナフィラキシー、敗血症、脊髄損傷など

図表2 ショック指数（Shock Index；SI）

（1）計算方法　　ショック指数　＝　心拍数　÷　収縮期血圧

	正常	軽症	中等症	重症
ショック指数（Shock Index；SI）	0.5	1.0	1.5	2.0

（2）出血性ショックの重症度分類とショック指数、出血量、症状・所見

	Class I	Class II	Class III	Class IV
SI	0.5	1.0	1.5	2.0
推定出血量（mL）	750 未満	750～1,500	1,500～2,000	2,000 以上
推定出血量（%）	15 未満	15～30	30～40	40 以上
心拍数（回 / 分）	100 未満	100～120	120～140	140 以上
収縮期血圧	正常（不変）	正常（不変）	低下	低下
症状・所見	なし /軽度の不安	頻脈、蒼白、冷汗	呼吸促迫、乏尿	意識障害、無尿

※ショック指数が 0.5 以上で出血していると判断する。1.0 以上で出血性ショックと判断する
※ショック指数は、体重 70kg を基準としている
※妊婦の場合は SI 値 1.0 で 1,500mL、SI 値 1.5 で 2,500nL の出血量を推定する

　下血の場合、上部消化管からの出血であればタール便、下部消化管からの出血であれば暗赤色便となります。出血部位が肛門に近くなるほど新鮮血となります。吐血の場合、新鮮血なら食道からの出血であり、コーヒー残渣様であれば胃からの出血の可能性があります。

　既往歴や薬の服用歴において、NSAIDsやアスピリンの内服がある患者やピロリ菌感染患者、胃潰瘍の既往のある患者の吐下血では、消化管潰瘍からの出血を念頭に置きます。肝硬変があれば、食道胃静脈瘤破裂が考えられ、

随伴症状で、腹痛や下痢、発熱がある場合には、感染性腸炎や虚血性腸炎が考えられます。入院患者であれば自らの目で、出血の程度や性状を確認するようにしましょう。本事例の患者は暗赤色の下血であり、既往に胃潰瘍があるため、下部消化管の潰瘍からの出血750〜1,500mLと予測されます。あくまでも予測であり、必要な検査を実施しての確定診断となります。

③ 看護ケアのポイント

▶ モニタリングしABCの評価を繰り返す

異常の早期発見のため、モニタリングし全身状態の観察を繰り返します。輸液・薬剤・酸素投与など救急処置を行ったら、効果が得られているかどうかを必ず評価します。

▶ 静脈路確保、輸液・薬剤の準備・投与

静脈路を確保し、輸液を投与します。低血圧が重篤な場合、または急速輸液にも関わらず持続する場合に昇圧薬（ノルアドレナリン、ドパミン、アドレナリン、バソプレシンなど）が使用されます。

▶ 酸素投与/気管挿管の準備と介助

ショック時には酸素投与を行いますが、重度の呼吸困難、低酸素血症、または持続性あるいは悪化するアシデミア[*1]（pH＜7.35）の所見がある患者には気管挿管が実施されます。迅速に対応できるよう準備を整えておきます。

▶ 検査の準備

・血液検査では血算や生化学検査、凝固系などの検査が行われ、輸血の可能性もあるため、血液型、感染症の検査も行われます。感染性腸炎の可能性が考えられる場合は、便培養を提出します。

・出血源の検索にCT検査は有用であり、特に大量の下血や血便の場合には施行されます。バイタルサインを安定させてから行われるのが理想ですが、時には不安定な状態で行わなければならない場合もあります。検査中の急変も十分にあることを念頭に注意深く観察します。

・出血源検索や治療のためには緊急内視鏡検査が必要となる場合がありま

[*1]アシデミア：血液のpHが基準値の7.35よりも低く、通常より酸性に傾いている状態。

す。緊急内視鏡検査が実施される際には、関係部署との連絡調整、事前準備を行います。

▶ 患者・家族へのケア

　突然の出来事に患者・家族も動揺し、不安を抱くことが多いため、安易な言葉で反応を確認しながらの説明が必要となります。医師から説明する際に看護師は同席し、患者・家族の反応を捉え、反応に応じた対応を行います。検査や治療に対する同意を得なければならないことも多くあり、患者・家族の意思が尊重されるよう、納得して検査が受けられるよう対応します。

！ここに注意

▶ ショックは見た目だけで判断できない──ウォームショック

　見た目で見逃しやすいのがウォームショックです。ウォームショックでは、顔色も良く、手足も温かいため、血圧が低くてもショックの可能性を見逃してしまうことがあります。

　例えば、敗血症性ショックの場合は、炎症性サイトカインが大量に分泌され、その結果、血管拡張作用を持つNO（一酸化窒素）が分泌され、末梢の血管が拡張します。すると末梢血管が拡張したことで全身の血管抵抗が低下し、手足の色は良く温かいままですが、血圧が下がります。

　この時も代償機能は働き、血管抵抗の急激な低下を心拍出量の増加で代償しようとしていますが、賄いきれず血圧は低下します。これがウォームショックです。ウォームショックの見た目で騙されないためには、患者に触れて脈を確認します。橈骨動脈が触知できれば、収縮期血圧80mmHgはあるということで、とりあえずショックはなさそうだと判断できます。自分の五感を活用すれば、物品はなくとも極端なバイタルサインの逸脱はわかるということです。

参考文献
・佐々尾航：吐下血・血便　症候別内科救急マネジメント．medicina．2016；53（6）：785-789.
・北野夕佳：消化管出血による出血性ショックのマネジメント．medicina．2018；55（10）：1582-1588.
・田原良雄：循環器救急診療・集中治療を極める　ショックを集中治療する ショック．循環器ジャーナル．2022；70（4）：633.
・山内豊明：緊急度を見抜く！バイタルサインからの臨床推論．医学書院；2023．p.56-57, 91.
・村島侑子，清水真人：消化管出血 medicina．2021；58（4）：122-125.

Case3 急性冠症候群

48歳、男性（K.Tさん）。糖尿病の血糖コントロール目的で、3階東病棟307号室に入院中。

既往歴：糖尿病（インスリン自己注射）　高血圧（内服中）

本日15時、ナースコールがあり看護師が訪室したところ、「胸が痛いんだよ……」と訴えあり。

【迅速評価】呼吸：気道開通

　　　　　　循環：橈骨動脈触知可、頻脈、末梢冷感・湿潤あり

　　　　　　意識・外見：意識清明、苦悶表情あり、胸を押さえている、
　　　　　　　　　　　　見えるかぎりで外表所見異常なし

☑ ここをCheck!

- 迅速評価で急変の前兆があるかチェックする
- バイタルサインを含むABCが安定しているかをチェックする

☑ 胸痛を主訴とした急変のポイント

- 「突然発症」は、5キラーディジーズ（急性冠症候群、大動脈解離、肺血栓塞栓症、緊張性気胸、食道破裂）の可能性が高い
- 冠動脈疾患の既往があり、かつ今回も同様の症状がある場合は急性冠症候群の可能性は高い
- 血圧の左右差、上下肢の差が重要なサインの場合がある

☑ まず、すべきことは？

- 迅速評価で急変の前兆の有無を判断する
- 急変の前兆があると判断したら、自分はその場を離れない
- 他の看護師へISBARCで応援・必要資器材の確保を要請する
- 簡単な器材が揃ったら、一次評価、救急処置を実施

① アセスメントと対応

　胸痛を訴える48歳男性です。どのような症状であっても迅速評価から始めます。迅速評価では、頻脈、末梢冷感・湿潤があることから「循環」と、苦悶表情あり、胸を押さえていることから「意識・外見」に急変の前兆があると判断します。一次評価に移るため、他の看護師への応援要請と必要器材の確保をします。

【他の看護師への報告（ISBARC）（応援要請・必要資器材の確保）】

I ：看護師石井です。307号室のK.T（フルネーム）さんについてです。

S：胸痛を訴えています。

B：頻脈、末梢冷感・湿潤あり、苦悶表情となっています。

A：詳細に確認する必要があると思います。

R：誰か来てください。救急カート、心電図モニターを持ってきてください。

C：（「すぐに1名行きます」の返答を受けて）すぐに来ていただけるとのことで承知しました。

【一次評価】

A：気道開通あり

B：呼吸回数20回/分、SpO$_2$ 95％、頸静脈怒張なし、両肺呼吸音聴取可、胸郭挙上左右差なし

C：血圧102/68mmHg（右）・106/70mmHg（左）、心拍数106回/分、末梢冷感・蒼白あり

D：意識レベル清明　麻痺なし

E：体温36.8℃

【初期対応】

モニター装着、末梢静脈路確保、酸素投与の準備

【医師への報告】

I ：3階東病棟の看護師石井です。307号室に入院中のK.Tさんについて報告します。

S：胸痛を訴えています。

B：糖尿病で血糖コントロール目的での入院患者さんで、15時にナースコールがありました。末梢冷汗・蒼白も見られています。バイタルサインは、血圧102/68mmHg（右）・106/70mmHg（左）、心拍数106回/

分、呼吸回数20回/分　SpO₂ 95%　体温36.8℃です。酸素化は保たれているため酸素投与はしていません。

A：急変する可能性が高いと思います。

R：すぐに診察をお願いします。12誘導心電図を行っておきましょうか？

C：（「患者対応を終えてから5分後には行きます。検査オーダーしますので、12誘導心電図をとっておいてください」という返答に対して）12誘導心電図を行っておきます。

　こういった場合、「ちょっと待っていてください」と患者から離れて報告に行ったり、自分で必要資器材を取りに行ったりしがちです。しかし、戻ったら患者の状態が悪化していたということも十分にあり得ます。よって、自分はその場を離れず、ISBARCで他の看護師への応援要請、必要資器材の確保を行います。

　一次評価では、心電図モニター、血圧計、SpO₂モニターなど簡単な器材を用いて評価をします。一次評価では末梢冷汗・蒼白あり、「循環」の異常とバイタルサインでは頻脈が見られています。循環不全に伴い、交感神経、カテコラミンの影響を受けて末梢血管が収縮し冷汗・蒼白が見られていると考えられます。酸素化は今のところ保たれているため、酸素投与せず継続的にモニタリングし、救急処置としては末梢静脈路の確保を行い、医師へ報告をします。

【二次評価】

問診：OPQRSTT

O：起き上がったとき、突然、胸の痛みが生じた

P：何をしても変わらない

Q：締め付けられるような痛み、現在、NRS8〜9/10程度

R：左前胸部、痛みの移動なし

S：左肩にかけての痛みあり、嘔気あり、背部痛なし、頭痛なし、めまいなし

T：徐々に強くなっている　20分以上持続している

問診：SAMPLER

S：胸痛

A：アレルギーなし

M：降圧薬、インスリン

P：高血圧、糖尿病

L：12時30分に昼食摂取

E：ここ1年労作時の胸痛があったが、特に受診もしていなかった。本日、14時45分頃、お風呂に入ろうと思って起き上がったときに胸痛が出現した。少し様子を見ていたが、改善せずひどくなってきた。

R：飲酒：付き合い程度　　喫煙：あり（20本／日、25年間）

身体所見

・顔面：浮腫なし、眼瞼結膜蒼白なし

・頸部：頸静脈怒張なし、気管偏位なし、呼吸補助筋使用なし

・胸部：胸郭挙上左右差なし、呼吸音左右差なし、副雑音聴取なし、鼓音・濁音なし

　　　　心音Ⅲ音あり・Ⅳ音なし、心雑音なし、皮下気腫なし

・腹部：自発痛・圧痛なし

・下肢：浮腫・発赤・腫脹・圧痛・麻痺なし、ホーマンズ徴候なし

　患者が抱えている痛みを的確に評価することは、病態を把握し、必要な治療選択にもつながります。また、継時的に痛みを評価することは、処置・治療の効果判定にもなります。問診では、「人生最大の痛みを10としたら、今の痛みはいくつですか?」などと口頭で確認します。特定の指標を用いることで、患者の感じる痛みを医療者も共有することができるため、効果的に活用していきましょう。痛みの評価には、「痛みの強さ」「痛みの性質」「日常生活支障度」「生活の質」などがあります。ここでは「痛みの強さ」「痛みの性質」について紹介します（図表1・図表2）。

　胸痛について問診を行う場合、患者自身に痛みのある部位を手で示してもらいましょう。指1本や2本で示すときは痛みの範囲が狭く、局在していることを意味しますので、体性痛であり虚血性心疾患は否定的です。

　それに対して、グーやパーで示す場合は局在性に乏しい内臓痛を表しており、虚血を含む危険性の高い病態である可能性が高くなります。

● VAS（10cm）

VAS：Visual Analog Scale

痛みなし　　　　　　　　　　　　　　　　　　　　最悪の痛み

Visual Analogue Scale（VAS）：
　患者に見せて、現在の痛みがどの程度かを指し示すスケール

● 0-10 スケール（NRS）

NRS：Numeric Rating Scale

0　1　2　3　4　5　6　7　8　9　10

Numerical Rating Scale（NRS）：
　0 が痛みなし、10 が最悪の痛みとして、0 ～ 10 までの 11 段階に分けて現在の痛みの
　程度を示すスケール

● VRS

VRS：Verbal Rating Scale

痛みなし　　　軽度　　　中程度　　　強度　　　最悪の痛み

Verbal Rating Scale（VRS）：
　痛みなし、軽度、中等度、強度、最悪の痛みの 5 段階で回答する段階的スケール

● Wong-Baker によるフェイススケール

0　　　　1　　　　2　　　　3　　　　4　　　　5

Wong-Baker によるフェイススケール：
　表情から痛みの強さを判定。主に小児などに使用される

② 原因検索

　二次評価では原因検索のため、重点的アセスメントを行います。胸痛の二次評価における対応を**図表3**に示します。「胸痛」の場合、「医師の指示を待たずともルーチンで12誘導心電図を行う」という院内ルール（包括的指示）があると、対応が早くなります。

　「胸痛」を主訴としていますので、胸痛の見逃してはいけない疾患、よくある疾患を想起しますが、急変対応では「見逃してはいけない疾患」の特徴を念頭に置き、重点的アセスメントをしていきます（**図表4**）。問診、身体診察もむやみやたらに行うのではなく、一次評価で顕在化もしくは潜在化していると思われる問題に焦点を当てて情報収集を行います。見逃してはいけな

● Short-Form McGill Pain Questionnaire-2 （SF-MPQ-2）

この質問票には異なる種類の痛みや関連する症状を表わす言葉がならんでいます。過去1週間に、それぞれの痛みや症状をどのくらい感じたか、最も当てはまる番号に×印をつけて下さい。あなたの感じた痛みや症状に当てはまらない場合は、0を選んで下さい。

		番号	
1. ずきんずきんとする痛み	なし	0 1 2 3 4 5 6 7 8 9 10	考えられる最悪の状態
2. ビーンと走る痛み	なし	0 1 2 3 4 5 6 7 8 9 10	考えられる最悪の状態
3. 刃物でつき刺されるような痛み	なし	0 1 2 3 4 5 6 7 8 9 10	考えられる最悪の状態
4. 鋭い痛み	なし	0 1 2 3 4 5 6 7 8 9 10	考えられる最悪の状態
5. ひきつるような痛み	なし	0 1 2 3 4 5 6 7 8 9 10	考えられる最悪の状態
6. かじられるような痛み	なし	0 1 2 3 4 5 6 7 8 9 10	考えられる最悪の状態
7. 焼けるような痛み	なし	0 1 2 3 4 5 6 7 8 9 10	考えられる最悪の状態
8. うずくような痛み	なし	0 1 2 3 4 5 6 7 8 9 10	考えられる最悪の状態
9. 重苦しい痛み	なし	0 1 2 3 4 5 6 7 8 9 10	考えられる最悪の状態
10. さわると痛い	なし	0 1 2 3 4 5 6 7 8 9 10	考えられる最悪の状態
11. 割れるような痛み	なし	0 1 2 3 4 5 6 7 8 9 10	考えられる最悪の状態
12. 疲れてくたくたになるような	なし	0 1 2 3 4 5 6 7 8 9 10	考えられる最悪の状態
13. 気分が悪くなるような	なし	0 1 2 3 4 5 6 7 8 9 10	考えられる最悪の状態
14. 恐ろしい	なし	0 1 2 3 4 5 6 7 8 9 10	考えられる最悪の状態
15. 拷問のように苦しい	なし	0 1 2 3 4 5 6 7 8 9 10	考えられる最悪の状態
16. 電気が走るような痛み	なし	0 1 2 3 4 5 6 7 8 9 10	考えられる最悪の状態
17. 冷たく凍てつくような痛み	なし	0 1 2 3 4 5 6 7 8 9 10	考えられる最悪の状態
18. 貫くような	なし	0 1 2 3 4 5 6 7 8 9 10	考えられる最悪の状態
19. 軽く触れるだけで生じる痛み	なし	0 1 2 3 4 5 6 7 8 9 10	考えられる最悪の状態
20. むずがゆい	なし	0 1 2 3 4 5 6 7 8 9 10	考えられる最悪の状態
21. ちくちくする／ピンや針	なし	0 1 2 3 4 5 6 7 8 9 10	考えられる最悪の状態
22. 感覚の麻痺／しびれ	なし	0 1 2 3 4 5 6 7 8 9 10	考えられる最悪の状態

（圓尾 知之, 他：痛みの評価尺度・日本語版 Short-Form McGill Pain Questionnaire 2（SF-MPQ-2）の作成とその信頼性と妥当性の検討. PAIN RESEARCH. 2013；28（1）；43-53.）

図表3 胸痛の二次評価における対応

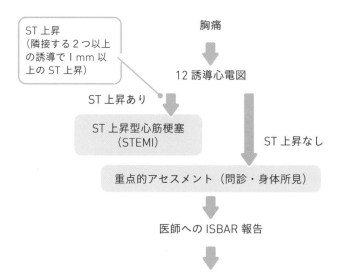

ST 上昇
（隣接する 2 つ以上
の誘導で 1 mm 以
上の ST 上昇）

胸痛

↓

12 誘導心電図

ST 上昇あり

ST 上昇型心筋梗塞
（STEMI）

ST 上昇なし

重点的アセスメント（問診・身体所見）

医師への ISBAR 報告

検査：採血（血算・生化学・血液ガス分析・トロポニン T・D ダイマー）、X 線　など

| 非 ST 上昇型急性心筋梗塞（NSTEMI） | 大動脈解離 | 肺血栓塞栓症 | 緊張性気胸 | 食道破裂 |

キラーディジーズを否定したらゆっくり診察

（増山純二・苑田裕樹著，三上剛人編：「胸痛」の急変対応の実際① 気づいて見抜いてすぐ動く 急変対応と蘇生の技術．南江堂；2016．p.121．図 1 を参考に作成）

い疾患か否かを判断することを心がけながら、意図的に行っていきます。

「胸痛」というと循環器疾患に違いないという思い込みから、偏った所見の取り方になりがちです。「胸痛」は循環器疾患だけでなく、呼吸器疾患や消化器疾患でも出現する症候であるため、循環に必要な情報だけでなく鑑別に必要な情報を収集していきます。

「胸痛の見逃してはいけない疾患（5キラーディジーズ）」（**図表4**）のそれぞれの特徴とする症状と患者の所見（「突然発症の胸痛」以外）を考えてみます。

胸痛の見逃してはいけない疾患（5 キラーディジーズ）

疾患名	特徴的症状	検査所見
急性冠症候群（不安定狭心症・急性心筋梗塞）	突然の発症、20 分以上持続する胸痛（絞扼感、重苦しい、灼熱感） 顎や左腕、左肩などへの放散痛、嘔気・嘔吐 心不全を併発している場合は肺野副雑音、過剰心音（Ⅲ音）の聴取	12 誘導心電図： ・ST 上昇 血液検査： ・心筋マーカー（発症直後はトロポニンや H-FABP、それ以降は、CK や CK-MB を指標）
大動脈解離	突然の発症、胸背部痛（胸部から背部への移動する痛み）、引き裂かれるような痛み ・鎖骨下動脈病変：血圧の左右差（20mmHg 以上で左右差ありと判断） ・総頸動脈病変：めまい、頭痛、痙攣 ・上行大動脈病変：心タンポナーデ、大動脈弁閉鎖不全症 ・肋間・腰部動脈病変：対麻痺	胸部 X 線写真： ・上縦隔陰影の拡大
肺血栓塞栓症	突然の発症、胸痛、呼吸困難 安静解除後の起立・歩行、排便や排尿、妊婦、骨折後の合併症に多い 深部静脈血栓の症状として片側の下肢の腫脹・疼痛・ホーマンズ徴候あり	動脈血液ガス検査： ・動脈血酸素分圧・二酸化炭素分圧低下 血液検査： ・FDP や D ダイマー上昇
緊張性気胸	突然の発症、胸痛、ショック、咳嗽、呼吸困難、チアノーゼ、頻呼吸、頸静脈怒張、胸郭挙上左右差、胸部打診で鼓音、呼吸音の左右差（減弱もしくは消失）、皮下気腫	検査による診断を待つ間に心停止に至ることもあるため、身体所見から判断し、処置（胸腔内の脱気）を行う
食道破裂	胸痛、上腹部痛、呼吸困難、皮下気腫 多くが飲酒後に嘔吐	胸部 X 線写真・CT： ・皮下気腫、縦隔気腫、胸水、気胸

・急性冠症候群（不安定狭心症・急性心筋梗塞）

　ルールイン（疾患がある可能性が高い）する所見：突然発症の胸痛、絞扼感、NRS8～9/10の胸痛、左肩にかけての痛み、20分以上続いている、既往歴：高血圧・糖尿病、長期間の喫煙、心音Ⅲ音あり

　ルールアウト（疾患がある可能性が低い）する所見：なし

・大動脈解離

　ルールインする所見：なし

　ルールアウトする所見：背部痛なし、移動する痛みなし、引き裂かれるような痛みなし、血圧の左右差・めまい・頭痛・痙攣・対麻痺なし

・肺血栓塞栓症

　ルールインする所見：なし

　ルールアウトする所見：呼吸困難なし、下肢の腫脹・圧痛・ホーマンズ

　　　　徴候なし
・緊張性気胸
　ルールインする所見：なし
　ルールアウトする所見：呼吸困難なし、頻呼吸なし、胸郭挙上左右差なし、
　　皮下気腫なし、頸静脈怒張なし、鼓音なし、頻呼吸なし
・食道破裂
　ルールインする所見：なし
　ルールアウトする所見：上腹部自発痛・圧痛なし、皮下気腫なし、飲酒なし

　以上のように問診・身体所見から「急性冠症候群」を強く疑い、緊急度は高いと判断します。検査を行い、その結果を含めての確定診断となります。

　12誘導心電図はすでに実施されていますので、今後行われる検査として、血液ガス・静脈血採血、心臓超音波、胸部X線と考え、準備を行います。また、心臓カテーテル治療を行うことを念頭に準備を進めます。

　大動脈解離において、血圧の左右差は重要な情報の一つであるため、胸痛を訴える患者には、血圧の左右差、上下肢の差があるかを確認します（本事例でも一次評価で、両上肢で血圧測定を行っています）。血圧に左右差（目安として15〜20mmHg程度）があれば、太い血管に問題が生じているか、これから生じる可能性があると考えます。特に腰痛や背部痛があり、血圧に極端な左右差がある場合は、見逃してはいけない疾患として、大動脈解離をまず考えます。しかし、図表4にあるように血圧に左右差が生じるかは大動脈解離を起こした部位によるため、「大動脈解離＝血圧に左右差がある」とはなりません。大動脈解離であっても血圧に左右差がない場合もありますし、左右差があっても大動脈解離でないこともあります。

> 12誘導心電図でⅡ Ⅲ aVf誘導でST上昇あり。
> 医師も訪室し、身体診察、諸検査の結果を含め、K.Tさんは急性心筋梗塞（下壁梗塞）と診断され、心臓カテーテル治療を行った。

③ 看護ケアのポイント

▶ 継続観察 / 救急処置の準備

モニタリングを継続し、繰り返しバイタルサイン測定を行います。酸素化の悪化、致死的不整脈の出現も考えられるため、酸素投与・気管挿管の準備を整えておきます。また、致死的不整脈が出現した場合は、除細動や抗不整脈薬を使用することになります。薬剤や物品だけでなく、心の準備も重要です。

▶ 急性冠症候群の初期治療の準備（MONA）

医師の指示により、初期治療として塩酸モルヒネ（Morphine）、酸素（O_2）、硝酸薬（Nitrate）、アスピリン（Aspirin；抗血小板薬）の４つの準備、投与を行います。

・塩酸モルヒネ（Morphine）：

胸痛は頻脈を来し、心筋酸素消費量を増加させ梗塞巣の拡大につながるため、速やかに適切な鎮痛を行います。第一選択は硝酸薬の投与ですが、それでも疼痛が続く場合は塩酸モルヒネを投与します。塩酸モルヒネは血管拡張作用もあり、心臓の後負荷を下げます。血圧低下・嘔気の副作用に注意する必要があります。

・酸素（O2）：

以前はST上昇型心筋梗塞（STEMI）の全例で酸素投与が推奨されていましたが、ルーチンでの酸素投与による心筋障害の影響や予後の研究結果から、現在は、低酸素血症を来す症例のみ酸素投与が推奨されています。

・硝酸薬（Nitrate）：

静脈系・動脈系を拡張することで心臓の前負荷、後負荷を下げるため硝酸薬を使用します。冠動脈拡張作用もあり、舌下や口腔内スプレーで投与することで症状軽減に即効性が期待できます。しかし、右室梗塞の患者や勃起障害治療薬のPDE5阻害薬服用24時間以内の患者は、硝酸薬投与によりショックになる場合があるため、確認が必要になります。

また、高齢者や大動脈弁狭窄症を合併している場合でも、硝酸薬投与により血圧が急激に低下することがあるため、モニタリングしながら投与します。

・アスピリン（Aspirin；抗血小板薬）：

予後改善効果があり、PCIでステント留置したのちのステント血栓症予防

目的のためにも、なるべく早くアスピリンの内服が必要となります。

▶ 不安の緩和と意思決定支援

　突然の出来事であり、また急性心筋梗塞は生死に関わる疾患であるため、患者は不安と時には恐怖心を抱きます。症状の緩和が不安の緩和にもつながるため、疼痛や苦痛を取り去ることも重要です。そして、医師からの説明内容が理解できたか、不明点はないか、どう感じているか、何を望むか等を確認し、意思決定支援をしていきます。限られた時間の中で、身体的負担も考慮しながら意思決定支援を行います。

▶ 家族への連絡

　患者の状態変化があった場合は、こちらから家族へ連絡します。本事例のように家族が来院するまで治療が待てない場合は、医師から患者の状態と治療内容について電話で説明することになります。医師からの説明後、可能なかぎり看護師は電話を代わり、家族の理解度、受け止め方を確認し、不十分な点は補足説明等を行います。そして、来院時間、家族の誰が来院するのか、来院手段などを確認し、来院後には対面で医師からの説明が受けられるよう調整します。

！ ここに注意

▶ 胸痛を訴えない心筋梗塞、胃痛を訴える心筋梗塞もある!

　高齢者や糖尿病患者、以前に心筋梗塞に罹患した患者は、痛みの伝導路の障害により、狭心痛を自覚できない場合があります。また、女性の心筋梗塞の43%は胸痛がありません。そして、胸痛ではなく「胃が痛い」と受診する患者もいるので注意が必要です。

　身体症状以外のチェックポイントとしては、高血圧、脂質代謝異常、糖尿病、心疾患の既往、心疾患の家族歴、喫煙があったら「急性心筋梗塞かも!」と疑いましょう。また、冷汗は重要な症状です。冷汗が見られたら、我慢できないような痛みかどうか確認し、急性心筋梗塞、低血糖を考慮しましょう。

参考文献

・前野哲博, 松村真司編, 廣瀬知人著：胸痛　帰してはいけない外来患者. 医学書院；2012. p.58-59.
・山内豊明：緊急度を見抜く！バイタルサインからの臨床推論. 医学書院；2023. p.60-61.
・林寛之, 堀美智子著：Dr.林＆Ph.堀の危ない症候を見分ける臨床判断. じほう；2015. p.32-35.
・前野哲博：デキる医療者になるための症状対応　ベスト・プラクティス. 学研メディカル秀潤社；2015. p.160-161.
・苑田裕樹著, 三上剛人編：胸痛の原因と観察　気づいて見抜いてすぐ動く　急変対応と蘇生の技術. 南江堂；2016. p.52-61.
・増山純二・苑田裕樹著, 三上剛人編：「胸痛」の急変対応の実際①②　気づいて見抜いてすぐ動く　急変対応と蘇生の技術. 南江堂；2016. p.121-132.

Case4　くも膜下出血

　58歳、女性（T.Mさん）。頭痛を主訴に本日外来受診。
本日、7時30分にゴミ出しをしようとしていたら、急に「ズキッ」と今
までに経験したことがないような強い頭痛があった。その後、嘔吐あり。
しばらく横になって休み、症状が軽減し受診できるようになり、タクシー
に乗車し内科外来に受診した。
【迅速評価】呼吸：発声可能、呼吸促迫なし
　　　　　　循環：橈骨動脈触知可、冷感・湿潤・蒼白なし
　　　　　　意識・外見：意識清明、つらそうな表情あり、歩行はゆっ
　　　　　　　　　　　　くりである
【一次評価】A：発声あり、気道開通している
　　　　　　B：頻呼吸なし、呼吸補助筋使用なし、呼吸数16回/分、
　　　　　　　　SpO₂ 97％
　　　　　　C：橈骨動脈触知可（不整なし）、皮膚冷感なし、湿潤なし、
　　　　　　　　チアノーゼなし、血圧140/72mmHg、脈拍74回/分
　　　　　　D：意識レベル清明、麻痺なし
　　　　　　E：体温36.6℃、外傷なし

☑ ここをCheck!

- 頭痛では、頭蓋内圧が亢進していないかをチェックする
- 思い込まず、問診・身体所見を取っていく
- 原因検索では、問診から得られる情報が重要である

☑ まず、すべきことは？

- 迅速評価で急変の前兆があったら、一次評価に進む
- バイタルサインに異常がないからといって安心しない
- 症状の重さに限らず、「秒単位・突発・持続する症状」を見たら血管病
変を疑う

① アセスメントと対応

　頭痛を主訴に外来受診した58歳女性です。どのような症状であっても、迅速評価から初めます。迅速評価では、呼吸・循環に気になる点はありません。しかし、意識・外見では、意識清明であるもののつらそうな表情があること、歩行がゆっくりであることが気になりました。これらは急変の前兆と捉え、すぐに臥床してもらい一次評価を行いました。

　この「ちょっとしたこと」をキャッチし、そのままにせず一次評価することが急変対応の一歩です。

　一次評価では、血圧計やSpO$_2$モニターなど簡単な器材を用いて評価をします。一次評価ではバイタルサインも正常範囲であり、身体所見も明らかな異常はありませんでした。よって、二次評価に移ります。

② 原因検索

　二次評価では原因検索のため、重点的アセスメントを行います。

　「頭痛」を主訴としていますので、頭痛の見逃してはいけない疾患、よくある疾患を想起し、それらの疾患の特徴を念頭に置き、重点的アセスメントを行います。頭痛は一次性頭痛と二次性頭痛があり、その多くは頭痛の原因となる他の病気がなく繰り返し起こる一次性頭痛です。しかし、中には何らかの病変により引き起こされ、命に関わることもある二次性頭痛が存在します。頭痛を訴える患者がいたら、二次性頭痛を見逃さないようにすることが重要です（図表1）。

【二次評価】

問診：OPQRSTT

O：朝、7時30分にゴミ出しをしようとして、ゴミ袋を持ち上げたとき急に

P：部屋を暗くして臥床していたら軽減したが、動くと痛みが増悪する

Q：殴られたような、圧迫されたようなズキンとした痛みがあり、その時はNRS8〜9/10程度、現在は5/10程度

R：後頭部

S：嘔気・嘔吐あり、朝食摂取後であり、トイレで多量に吐いた

T：ゴミ出しも行けず、とりあえず横になって様子をみた。少し楽になってきたので、タクシーで受診した。鎮痛剤はなかったため使用してい

ない

問診：SAMPLER

S：激しい頭痛

A：アレルギーなし

M：降圧薬

P：高血圧

L：7時に朝食摂取

E：本日、7時30分にゴミ出しをしようとゴミ袋を持ち上げたところ、「ズキッ」と今までに経験したことがないような強い頭痛があった。その後、嘔吐あり。しばらく横になって休み、症状が軽減し受診できるようになり、タクシーに乗車し内科外来に受診した

R：飲酒；付き合い程度、喫煙；40歳まで喫煙していた（10本/日、10年間）

身体所見

眼：目のかすみ・複視・充血・視野狭窄なし

神経系：意識レベル清明、構音障害なし、瞳孔径右3.0/左3.0、対光反射右＋/左＋、四肢麻痺なし、髄膜刺激症状なし

図表1 よくある疾患、見逃してはいけない疾患

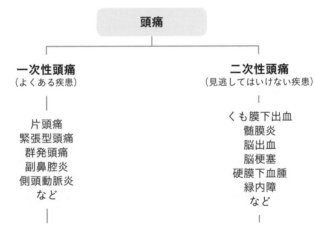

原因検索において問診で得られる情報はとても重要です。問診はOPQRSTT（p.16）、SAMPLER（p.16）に沿って進めます。ここで重要なのは、「秒単位・突発・持続の症状」を確認することです。症状の重さに限らず、「秒単位・突発・持続する症状をみたら血管病変を疑う」ことが重大な病変を見逃さないためのポイントです（ちなみに頭痛に限らず、腹痛でも胸痛でも言えることです）。

　T.MさんはⅠ O（発症様式）で「急に」と述べています。この「急に」と言う場合は、「急性」なのか「突発性」なのかを考える必要があります。「急性」には明確な基準はありませんが、だいたい30分から2〜3時間、長くても半日かけて悪くなるような状態をいうことが多くあります。「突発性」とはある瞬間に症状が起きる状態を言います。

　患者に確認するには、「何をしているときに頭痛が始まりましたか？」と質問します。「お風呂に入っているとき」「ゴミ出しをしようとしているとき」など、まだ抽象的であったら追加で「お風呂で何をしているときですか」「ゴミ出しをしようとして、何をしているときですか？」などと質問をしてみます。そして「湯船に入った瞬間」「ゴミ袋を持ち上げたとき」などピンポイントで答えられたら、「突発性」である可能性が高くなります。T.Mさんは「ゴミ袋を持ち上げたとき」という「秒単位」であることがわかります。

　まずは「見逃してはいけない疾患」を念頭に考えますが、どの疾患であれ、頭蓋内圧亢進に続発して脳ヘルニアを認めると、呼吸停止や意識障害を来し、救命困難な状態に陥ります。そのため、「頭蓋内圧亢進症状がないか」を確認することが重要です。嘔気、嘔吐、ものが二重に見える、目のかすみ、眼球運動障害がないか問診・身体所見を取っていきます（脳ヘルニア徴候についてはp.92「意識障害」を参照）。

　二次性頭痛の中でも緊急性の高い脳血管障害（くも膜下出血、脳出血、脳梗塞）は発症から治療を受けるまでの時間が予後を左右するため、素早い対応が必要となります。また、急激に起こった激しい症状は、緊急性の高いものと考えられ、「ものすごく痛い」「今までに経験したことがない頭痛」と言った訴えからすぐに思い浮かべるべきものは「脳出血」「くも膜下出血」「髄膜炎」の3つです。くも膜下出血や髄膜炎などで髄膜が刺激されたときに見られる髄膜刺激症状の有無を確認することも重要であり、図表2に示します。

　「見逃してはいけない疾患」の特徴を図表3に示します。示した疾患の特徴とする症状がT.Mさんにも見られているのか意図的に所見を取っていきます。

図表2 髄膜刺激症状

項部硬直	仰臥位の状態で頭を前屈させると、抵抗がある（感度30～84％、特異度68～95％）
ブルジンスキー（Brudzinski）徴候	仰臥位の状態で頭を前屈させると、股関節と膝関節が同時に屈曲する（感度5～61％、特異度95％）
ケルニッヒ（Kernig）徴候	仰臥位の状態で片足ずつ挙上すると抵抗があり、膝を135度以上伸展できない（感度5～61％、特異度95％）
ジョルトアクセンチュエイション（jolt accentuation）	坐位になり、水平方向に頭を振ると頭痛が増強する（感度97～100％、特異度60％）
ネックフレクションテスト（neck flexion test）	直立して頭部を前に倒すと、屈曲した時に抵抗や痛みがあり、下顎を前胸部につけることができない（感度81％、特異度39％）

感度：疾患のある人のうち、検査結果が陽性の割合、特異度：疾患のない人のうち、検査結果が陰性の割合

図表3 見逃してはいけない疾患の特徴

疾患	見抜くための特徴
くも膜下出血	・突然の発症であり、「バットで殴られたような」激しい頭痛を訴える。 ・雷鳴頭痛（thunderclap headache：1分以内にピークとなる激しい頭痛）を呈する場合は、くも膜下出血を疑う ・10～50％に数週間前に先行する警告頭痛があるとされ、24時間以内に消失する ・頸部痛、眩暈、悪心・嘔吐、髄膜刺激症状
髄膜炎	・発熱、意識障害、項部硬直が髄膜炎の3徴（3つが揃うのは約2/3、95％以上に2つ以上の症状） ・ジョルトアクセンチュエイション（Jolt accentuation）が陰性であれば、まず髄膜炎の可能性は低い ・項部硬直があれば、髄膜炎の可能性は高い
脳出血	・高血圧の既往があり、突然の頭痛を呈する場合は脳出血を疑う（脳出血の80％以上は高血圧性脳出血） ・リスクファクターは高血圧、高塩分摂取、血中コレステロール異常値、糖尿病、肥満、大量飲酒、喫煙 ・出血部位や出血量で症状は異なる
脳梗塞	・脳梗塞の場合、脳梗塞で頭痛が生じるわけではなく、梗塞による脳浮腫や脳膜が引っ張られることによって頭が痛くなる（脳実質には痛みを感じる神経はないため） ・片麻痺、構音障害、感覚障害があれば脳梗塞を疑う

（次ページにつづく）

図表3 見逃してはいけない疾患の特徴（つづき）

疾患	見抜くための特徴
硬膜下血腫	・ほとんどが頭部外傷によるもの ・慢性：頭部外傷を負って数週間から数カ月（殆どが3カ月以内）に頭痛、軽い運動麻痺で生じることが多い ・急性：麻痺や瞳孔不同などが生じ重症のことが多い。多くの場合、意識障害がみられる（発症初期は見られず、徐々に意識障害が出現することもある）
急性緑内障	・側頭部の急激な激しい痛みが生じた場合は、急性緑内障のサインとしてとらえ、くも膜下出血とともに可能性を考える ・激しい頭痛、眼痛、悪心・嘔吐、充血、目のかすみ

図表4 頭痛のレッドフラッグ
（見逃してはいけない疾患を示唆する徴候や症状）

50歳以上での初めての頭痛
5歳以下の初めての頭痛
（頭痛持ちの人）いつもとは違う頭痛
睡眠中に目が覚めるほどの頭痛

🔍 **基礎疾患から注意すべきケース**

癌の治療中→脳転移を考える
妊娠中→血管が切れやすい
免疫不全状態やHIV感染患者
発熱、体重減少、全身症状がある

　くも膜下出血における頭痛は「バットで殴られたような」と形容されるほどの激しい突然の痛みが特徴です。しかし、痛みが弱いこと、時間経過により軽減することもあります。また、くも膜下出血の症状の強さは、出血の程度で決まるため、ごくわずかしか出血していない場合は頭痛も軽くなります。この軽い症状は早期警告のサインでもあって、はじめに「チョロ」と出血して、その次に「ドカン」と出血する経過をたどることがあります。よって、痛みが弱い、症状が軽くなっているからといって安心は禁物です。

　頭痛のレッドフラッグ（見逃してはいけない疾患を示唆する徴候や症状；**図表4**）も念頭におき、重点的アセスメントを進めていきます。

【二次評価後の医師への報告】

I：看護師の石井です。頭痛を主訴に外来受診した58歳女性T.M（フルネーム）さんについて報告します。

S：本日7時30分にゴミ袋を持ち上げようとしたときに突然の激しい頭痛がありました。

B：殴られたような、圧迫されたようなズキンとした痛みがあり、その時はNRS8〜9/10程度の頭痛でしたが、現在は5/10程度となっています。多量の嘔吐もありました。現在のバイタルサインは、呼吸数14回/分、SpO$_2$ 97%、血圧136/74mmHg、脈拍78回/分、体温36.7℃であり、来院時より大きな変動はありません。意識レベル清明、構音障害・麻痺なし。瞳孔径右3.0/左3.0、対光反射右＋/左＋で、髄膜刺激症状なしです。既往は高血圧があります。

A：神経所見は異常ありませんが、問診結果から脳血管障害の可能性を心配しています。

R：すぐに診察をお願いします。

C：（「わかりました」という返答に対して）すぐに診察可能ということで承知しました。

　本事例のT.Mさんはくも膜下出血でした。

　二次評価では身体所見に異常はありませんでしたが、問診の結果から脳血管障害の可能性があると判断し、脳CTを行った結果で診断されました。問診は病態判断において、とても重要であることがわかります。そして、大切なのは、二次評価後の医師への報告です。明らかな身体所見異常はありませんが、A（Assessment）で懸念していることをはっきりと伝え、S（Situation）・B（Background）で懸念している根拠を述べています。医師が「診察に行かなければならない」と思えるような報告が重要となります。

　もし、「今は落ち着いているから大丈夫」と判断していたら、再出血して命を落とすことになっていたかもしれません。急変を防いだ急変対応事例といえるでしょう。

③ 看護ケアのポイント

▶ 再出血予防

　現在、本事例のT.Mさんの出血は落ち着いていると思われます。しかし、くも膜下出血の再出血は、発症24時間以内に多く発生するため、T.Mさんも再出血のハイリスク状態です。再出血したら致死的となる可能性が高いため、再出血予防を行う必要があります。

　急激な血圧上昇を避けるため、心身ともに安静を保てるよう看護ケアを行います。本事例では高血圧は見られませんが、血圧が高ければ医師の指示により降圧剤を使用する場合もあります。薬剤を適切に投与することはもちろんですが、静かで暗くした環境を整え、適切に鎮痛・鎮静をすることです。

　医師からの説明時には、可能なかぎり看護師は同席し、説明内容、患者がどう理解し、受け止めているかを把握しましょう。十分に理解されていなければ、必要に応じて補足説明したり、再度医師からの説明機会を設けたりします。患者は「もしかしたら死ぬかもしれない」という恐怖心に襲われることもあります。患者の感情に目を向け、受け止めることも精神的安定につながります。

　再出血予防には、患者の協力も必要です。症状変化があった場合は速やかに申し出ること、安静の必要性を説明し、協力を得るようにします。

▶ 頭蓋内圧亢進予防

　頭部を15～30度挙上させた体位とし、頸部は屈曲を避けるようにします。咳嗽やくしゃみ、腹圧をかけることも頭蓋内圧亢進となるため、症状に合わせたケアを行います。

▶ 異常の早期発見・対応

　異常の早期発見・早期対応のため、継続的にモニタリングを行い、ABCDE評価を繰り返します。再出血が起これば頭蓋内圧が亢進し、呼吸・循環状態が悪化することが考えられます。呼吸・循環状態の悪化に備え、酸素投与・気道確保（気管挿管）の準備をしておきます。

　静脈路を確保し、状態悪化・治療に備え薬剤投与ができるようにしておきます。痙攣にも備え、抗痙攣薬も準備します。

▶ 家族への連絡

　本事例のT.Mさんは一人で来院しています。よって医療者が家族へ連絡し、来院してほしいことを伝えます。家族へ連絡する際に留意すべきことは**p.24**に記載していますが、入院患者の急変とは異なり、受診していることさえも知らない家族への急な電話連絡になるため、より一層の配慮を心がけます。状態急変に備えて連絡先を複数確認しておき、家族が来院する道中であっても連絡が取り合えるようにしておきます。

! ここに注意

▶「歩いて受診」「若いから」などで 「くも膜下出血ではない」と決めつけない

　くも膜下出血の主な症状は「突然の激しい頭痛」「嘔気・嘔吐」「目の痛み・二重に見える」「意識障害」ですが、くも膜下出血は脳の表面の出血であるため、麻痺がないことがほとんどです（頭蓋内圧が亢進した場合など、麻痺はみられます）。よって、歩いて来院されることもあります。

　では、「激しい頭痛」は必ず生じるのでしょうか？　くも膜下出血による頭痛については、「人生最大の痛み」「バッドで殴られたような激しい痛み」が特徴とされていますが、中には痛みが強くない、持続しないこともあります。くも膜下出血が発生した（血管が切れた）時は激痛なのですが、その後、時間が経過すると痛みが軽減・消失するという場合もあります。

　また、くも膜下出血は若い人でも発症することがあります。年配の方は脳動脈瘤が原因で起こるのですが、若い人では、脳動静脈奇形が原因のことが多いです。

　「歩いて来院しているから…」「激しい頭痛がないから…」「患者は若いから…」といって、「くも膜下出血ではない」と決めつけることがないようにしましょう。

参考文献
・山内豊明：バイタルサインからの臨床推論．医学書院；2023．p.126-127.
・前野哲博：症状対応　ベスト・プラクティス．学研メディカル秀潤社；2015．p.53-88.
・吉田剛志著，木澤晃代編：頭が痛い　エキスパートナースコレクション　気づいて動ける急変対応．照林社；2023．p.3-12.

Part **3** 症状別　急変時のアセスメントと対応

Case5 低血糖

78歳、男性（S.Iさん）。白内障の手術のため、4階東病棟410号室に入院中。手術は終了し、本日退院予定である。

既往歴：高血圧（内服加療）、糖尿病（各食前にインスリン自己注射）

ADL：自立

午前9時、看護師が点眼薬の説明をするために訪室し、迅速評価したところ下記の状態であった。

【迅速評価】呼吸：気道開通（発語）あり、呼吸あり

循環：橈骨動脈触知可、頻脈、冷汗あり

意識・外見：意識レベル低下、顔面蒼白

☑ ここをCheck!

- 意識障害の場合、血糖測定を行う
- ABCの異常がある場合には循環不全、呼吸不全による意識障害の可能性があるため、ABCの安定を目指す
- 頭蓋内圧亢進、脳ヘルニア徴候の有無を確認する

☑ まず、すべきことは？

- その場を離れず応援要請と必要資器材の確保をする
- 意識障害の場合、特に気道開通の有無を確認する
- 気道閉塞、気道狭窄があれば、用手気道確保、エアウェイ挿入などを行う

① アセスメントと対応

　迅速評価で頻脈、冷汗、意識レベル低下、顔面蒼白が見られることから、循環、意識・外見に急変の前兆があり、緊急度は高いと判断します。もっと詳細に患者の状態を確認する必要があるため、その場を離れず応援要請と必要資器材（OMI［酸素・モニター・点滴］、救急カートなど）を確保します。

　必要資器材と応援看護師1名が到着し、一次評価を実施した結果、下記の通りだった。

A：「あ～」と発語あり　気道狭窄音なし

B：呼吸回数14回/分、SpO2 95％、呼吸リズム異常なし、呼吸補助筋使用なし

C：血圧144/88mmHg、心拍数114回/分（洞調律）、橈骨動脈触知可、四肢の冷感・冷汗・蒼白あり

D：GCS8（E2/V2/M4）、瞳孔径右3.5/左3.5、対光反射あり、麻痺なし

E：体温36.0℃、外表所見異常なし

　血糖値：42mg/dL

　一次評価の結果、心拍数114回/分、四肢の冷感・冷汗・蒼白があることから循環の異常、GCS8 E2/V2/M4で中枢神経（意識レベル）の異常があることから緊急度は高いと判断します。看護師ができる救急処置の準備を行い、医師への報告が必要となります。

　救急処置の準備では、ABCの安定を目指し、OMIを基本にしながらABCDEの異常に対して実施していきます。可能なかぎり同時評価し、並行して救急処置を行います。本事例では、酸素投与・気管挿管の準備、モニター装着、末梢静脈路確保を行うといいでしょう。

　ABCの異常がある場合には、循環不全、呼吸不全による意識障害の可能性があるため、ABCを安定化させるための救急処置を行うこと、実施した救急処置により意識障害が改善しているか繰り返し評価することが必要です。

　意識障害患者の対応を**図表**1に示します。意識障害の患者の対応では、血糖測定を行うこと、脳ヘルニア徴候の有無を確認することが重要ポイントです。

　本事例の患者S.Iさんは、既往に糖尿病がありインスリンを使用しています。

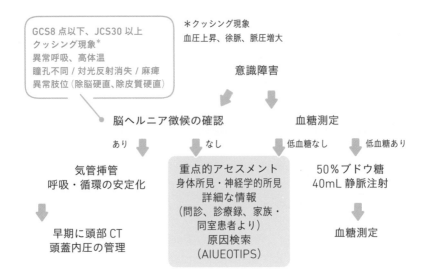

図表1 意識障害の対応

GCS8 点以下、JCS30 以上
クッシング現象*
異常呼吸、高体温
瞳孔不同 / 対光反射消失 / 麻痺
異常肢位（除脳硬直、除皮質硬直）

＊クッシング現象
血圧上昇、徐脈、脈圧増大

意識障害

脳ヘルニア徴候の確認　　　　　血糖測定

あり　　　　なし　　　　低血糖なし　　　低血糖あり

気管挿管
呼吸・循環の安定化

重点的アセスメント
身体所見・神経学的所見
詳細な情報
（問診、診療録、家族・
同室患者より）
原因検索
（AIUEOTIPS）

50%ブドウ糖
40mL 静脈注射

早期に頭部 CT
頭蓋内圧の管理

血糖測定

インスリンを使用している人が意識障害を生じた場合、インスリンが効きすぎた低血糖によるものと、インスリンの効きが悪い高血糖によるものが可能性として大きく考えられます。ここで血糖値を測定し、値が低ければ糖を入れ、高ければインスリンを使用します。

　では、既往に糖尿病がなければ血糖測定は不要でしょうか？　正解は「既往に糖尿病があるなしにかかわらず、意識障害がある場合には、必ず血糖測定を行う」です。糖尿病と診断されていない（受診行動していない）だけで、隠れ糖尿病ということもあり得ます。また、慢性的なアルコール摂取者は、栄養障害により低血糖を起こすこともあります。よって、意識障害があったら、既往に糖尿病がなくとも簡易血糖測定器での血糖測定はルーチンとしましょう。低血糖による意識障害は、早期に血糖補正することにより回復します。

　治療のタイミングを逃し低血糖が遷延することにより、不可逆的な脳障害を引き起こし、最悪の場合は心停止に至ることもあります。それらを念頭に置き、速やかな対応を心がけます。

　そして、意識障害があったら、血糖測定を行うとともに、頭蓋内圧亢進、脳ヘルニア徴候の有無（**図表2**）を確認します。意識障害は脳の機能障害に

●バイタルサイン
・血圧・脈拍：頭蓋内圧の急激な上昇に伴い血圧が上昇し、脈圧が大き
　　　　　　くなり、徐脈となる（クッシング現象）

脳血流量（脳灌流圧）＝ 全身血圧 － 頭蓋内圧

・呼吸：チェーンストークス呼吸（周期性の呼吸異常）、中枢性過呼吸、
　　　　失調性呼吸
・体温：中枢性過高熱（39〜41℃）…視床下部の体温調節中枢障害
・意識：意識障害（JCS30-300、GCS8 点以下）

●その他の症状
・運動麻痺：片麻痺
・異常姿勢：除皮質硬直、除脳硬直
・瞳孔 / 対光反射：アニソコリア（病巣側の瞳孔散大：5〜6mm）
　　　　　　　　　対光反射消失

「今」が大丈夫でも必ず…気管挿管⇒ CT へ

より生命の危機的状況となっている場合もあり、いかにその状況を早期に把握し、対応するかで患者の予後が大きく異なってきます。S.I さんは、GCS8（E2/V2/M4）であるものの、瞳孔不同・麻痺がなく、対光反射もあり、高熱・クッシング現象・異常呼吸もないことから、頭蓋内圧亢進や脳ヘルニアはないと判断できます。

　脳ヘルニアは、ただちに診断して治療を開始しないと呼吸不全、心停止となり、死に至る可能性が高い病態であり、脳ヘルニア徴候が見られた場合は頭部CTが優先されます。ここで留意すべきことは、「脳ヘルニア徴候があったらCT前に必ず気管挿管を行う」ということです。それは、呼吸が安定している（ように見える）場合でも、いつ呼吸停止するかわからない状態であるからです。移動中やCT撮影中に呼吸停止することも十分にあり得るため、気管挿管し、呼吸・循環を安定化させてからCTに向かうようにします。

一次評価の結果、低血糖による意識障害の可能性が高いと判断し、ISBARCに基づき医師へ報告した。

I：4階東病棟の看護師石井です。410号室に入院中のS.I（フルネーム）さんについて報告です。

S：血糖値42mg/dLの低血糖となっています。

B：本日退院予定であり、9時に訪室したところ、意識レベル低下がありました。現在、GCS E2/V2/M4の8点です。他に冷感・冷汗・蒼白がありますが、瞳孔所見は異常ありません。バイタルサインは、呼吸回数（RR）14回/分、SpO₂ 95％、血圧144/88mmHg、心拍数114回/分、体温36.0℃です。モニター装着、静脈路確保はしています。

A：低血糖による意識障害と思われますが、経口摂取は難しいと考えます。

R：至急、診察し対応をお願いします。

C：（医師より、すぐに訪室すること、50％ブドウ糖40mLを投与予定との指示あり）すぐに来られるとのことで承知しました。50％ブドウ糖40mLを準備しておきます。

　医師の訪室後、50％ブドウ糖40mLを10分程度かけて静脈注射した。S.Iさんはその後、徐々に意識レベルは改善した。退院後に寿司を食べに行こうと思い、朝食を摂取せず、インスリンは通常どおりの単位を皮下注射したとのことだった。

　本事例のS.Iさんは、血糖補正により意識障害が改善したため、低血糖による意識障害であったと言えます。ここで大切なのは、「ブドウ糖を投与すれば意識障害は改善する」と思い込まないということです。低血糖ではありますが、低血糖の他にも意識障害の原因が重なっている可能性もあります。したがって、ブドウ糖投与後に意識レベルが改善するかを必ず確認してください。そして、「なぜ低血糖になったのか」を考えることも必要です。

A	Alcohol	アルコール
I	Insulin	インスリン（低血糖・高血糖）
U	Uremia	尿毒症
	Encephalopathy・Encephalitis	脳症・脳炎
E	Electrolytes	電解質異常
	Endocrine	内分泌系
O	Oxygen	低酸素血症
	Overdose・Opiate	薬物
T	Trauma	外傷
	Temperature	体温異常（熱中症、高・低体温症）
I	Infection	感染症
P	Psychiatric	精神疾患
	Shock	ショック
S	Seizure	てんかん
	Stroke	脳血管障害（脳梗塞、くも膜下出血）

② 原因検索

　意識障害の鑑別診断として、AIUEOTIPS（アイウエオチップス；**図表3**）が
あります。意識障害というと脳神経外科や脳神経内科を思い浮かべますが、
AIUEOTIPSを見てもわかるように、高血糖・低血糖、電解質異常、低酸素、
感染症など、意識障害の6～7割は全身疾患によるものです。「意識障害＝脳
神経系の疾患」と決めつけず、全身疾患の可能性も考えながら原因検索をし
ていきます。意識障害の原因となる疾患は多くありますが、その中で見逃し
てはいけない疾患として、低酸素、低血糖、ショック、脳血管障害、髄膜炎、
脳炎、薬物中毒、一酸化炭素中毒などがあります。まずは、見逃してはいけ
ない疾患を想起し、必要な情報を収集していきます。低血糖の症状と症状の
表れ方を**図表4**に示します。疑う疾患の可能性を高める、もしくは低くする
症状、所見があるか否かを意図的に取っていきます。

　意識障害の場合、本人からの問診ができないことが多くありますが、診療

図表4 低血糖症状と症状の現れ方

血糖値	交感神経刺激症状	中枢神経症状
50 〜 70mg/dL 程度		集中力低下 空腹感 目のかすみ　など
50mg/dL 以下	冷汗 皮膚湿潤 動悸 頻脈 手指の振戦 顔面蒼白	頭痛 眠気（生あくび） イライラ（人格変化） けいれん 異常行動意識 レベル低下　など
30mg/dL 以下		意識朦朧 昏睡

交感神経刺激症状は、これ以上血糖値が下がると危ないことを知らせる"警告症状"

血糖値：70mg/dL 下になると交感神経刺激症状が出現する
血糖値：50mg/dL 以下になると中枢神経症状が出現する

※急激に血糖値が下降しているときは、70 mg/dL 以上の血糖値でも低血糖症状が出現することがある
※症状の感じ方、出現には個人差がある

録や家族、同室者などから多くの情報を得ることができます。診療録や家族、同室者から得られた情報と身体所見から原因検索を進めていきます。例えば、高血圧、脂質異常症、心房細動、抗凝固剤内服、喫煙、肥満、大量飲酒などがあれば脳出血や脳梗塞などの頭蓋内疾患が考えられます。また、意識障害で片麻痺があるなど、症状に左右差が見られれば、全身疾患よりも脳血管障害の可能性が高くなります。そして、呼吸パターンの乱れは、脳幹に直接的な影響が及んでいる可能性が高く、呼吸パターンによって、脳のどの部位に障害が起こっているか推定することができます。

③ 看護ケアのポイント

▶ 気道開通の確認、気道確保を確実に行う

意識障害に伴って、舌筋や下顎を構成する筋肉の緊張低下により、舌が下方に落ち込み（舌根沈下）、気道狭窄を起こすことがあります。気道狭窄を起こすと狭窄音が聞かれ、通常の吸気では十分な吸気量を保てないため、より多くの吸気を得ようとした結果、胸腔内圧の急激な低下で軟部組織である

頸部が陥没する「陥没呼吸」が見られるようになります。そのような時は、用手気道確保を行います。

　本事例では舌根沈下は見られていませんが、意識障害が進行するとともに生じる可能性があります。したがって、舌根沈下、気道狭窄・閉塞が起こる可能性を予測し、呼吸状態を注意深く繰り返し観察します。また、留意すべきことは「舌根沈下したまま酸素投与をしない」ということです。舌根沈下による気道狭窄・閉塞があると、酸素投与をしても取り込みが妨げられ、十分な効果が得られません。

！ ここに注意

▶ 意識障害？　失神？
TIA（一過性脳虚血発作；Transient Ischemic Attack）？

　失神とは、大脳皮質全体あるいは脳幹の血流が瞬間的に遮断されることによって起こる一過性の瞬間的な意識消失発作のことです。意識消失の際に筋緊張は保たれていないため、姿勢が保持できなくなります。意識は自然に、かつ完全に回復します。少しでも認知障害などが残っていた場合は「意識障害」として区別します。失神の原因としては、起立性によるもの、迷走神経性によるもの、心原性によるものの3つに分けられ、心原性が最も危険です。

　TIAは一過性の限局した領域の脳虚血です。片麻痺や脱力、言語障害、視力や視野の障害など局所的な一過性の神経症状が生じ、24時間以内に完全に消失する発作です。意識障害は両側大脳皮質もしくは脳幹全般に病変が及ばないと起きないため、比較的狭い領域が一時的に虚血に陥るTIAでは意識障害はまれとされています。

Part

3

症状別　急変時のアセスメントと対応

参考文献
・前野哲博・松村真司編, 廣瀬知人著：意識障害　帰してはいけない外来患者. 医学書院；2012. p.54-55. p.106-109.
・山内豊明：緊急度を見抜く！バイタルサインからの臨床推論. 医学書院；2023. p.70-83.
・石井恵利佳・伊藤敬介著, 三上剛人編：気づいて見抜いてすぐ動く 急変対応と蘇生の技術. 南江堂；2016. p.74-90. p.159-169.

気道閉塞 アナフィラキシーに対応せよ!

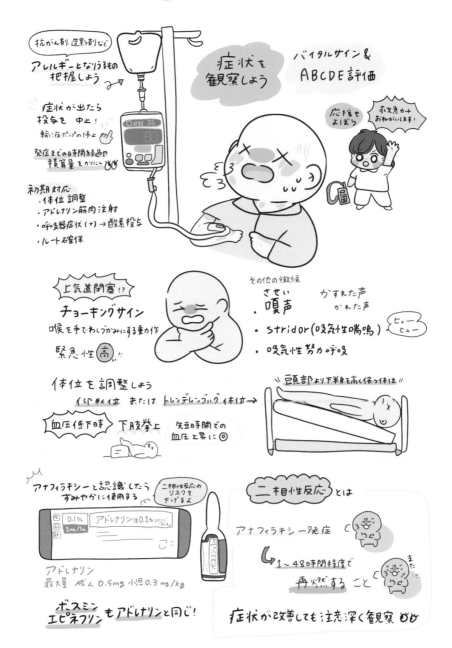

抗がん剤・造影剤など
アレルギーとなりうるものを把握しよう

症状が出たら投与を中止!
輸液ポンプの停止

発症までの時間経過や積算量をかくにん

初期対応
・体位調整
・アドレナリン筋肉注射
・呼吸器症状(+)→酸素投与
・ルート確保

症状を観察しよう

バイタルサイン & ABCDE評価

応援をよぼう
救急カート
おねがいします!

上気道閉塞!?
チョーキングサイン
喉を手でわしづかみにする動作
緊急性 高!!

その他の徴候
・嗄声 かすれた声 かれた声
・stridor(吸気性喘鳴) ヒュー ヒュー
・吸気性努力呼吸

体位を調整しよう
仰臥位 または トレンデレンブルグ体位→
血圧低下時 下肢挙上
短時間での血圧上昇に◎

"頭部より下半身を高く保つ体位"

アナフィラキシーと認識したらすみやかに使用する

二相性反応のリスクを下げるよ

0.1% 1mg/1mL アドレナリン注0.1%シリンジ

アドレナリン
最大量:成人 0.5mg 小児 0.3mg/kg

ボスミン エピネフリン もアドレナリンと同じ!

二相性反応 とは

アナフィラキシー発症
↓
1~48時間程度で再燃すること また

症状が改善しても注意深く観察

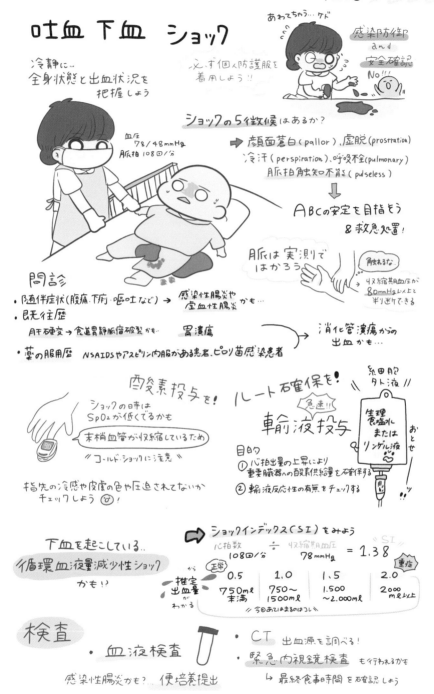

吐血 下血 ショック

冷静に…
全身状態と出血状況を
把握しよう

あわてちゃう…ケド
感染防御
and
安全確認
No!!!

必ず個人防護服を
着用しよう!!

血圧 78/48mmHg
脈拍 108回/分

ショックの5徴候 はあるか?

→ 顔面蒼白(pallor)、虚脱(prostration)
冷汗(perspiration)、呼吸不全(pulmonary)
脈拍触知不能(pulseless)

⬇

ABCの安定を目指そう
& 救急処置!

脈は実測で
はかろう

触れるな

収縮期血圧が
80mmHg以上と
判断できる

問診

・随伴症状(腹痛・下痢・嘔吐など)→ 感染性腸炎や
虚血性腸炎 かも…

・既往歴
肝硬変→食道胃静脈瘤破裂 かも
胃潰瘍 → 消化管潰瘍からの
出血 かも…

・薬の服用歴 NSAIDSやアスピリン内服がある患者。ピロリ菌感染患者

酸素投与を!

ショックの時は
SpO₂が低くでるかも
末梢血管が収縮しているため
《コールド・ショックに注意》

指先の冷感や皮膚の色や圧迫されてないか
チェックしよう

ルート確保を!
急速!!
輸液投与

細胞外
タト液

生理食塩水
または
リンゲル液

おとせ

目的
①心拍出量の上昇により
重要臓器への酸素供給量を確保する
②輸液反応性の有無をチェックする

下血を起こしている…
循環血液量減少性ショック
かも!?

→ ショックインデックス(SI)をみよう

心拍数 ÷ 収縮期血圧 = "SI"
108回/分 78mmHg = 1.38

	正常			重症
	0.5	1.0	1.5	2.0
推定出血量	750ml未満	750〜1500ml	1.500〜2.000ml	2000ml以上

《今日あてはまるのはコレ》

検査

・血液検査
感染性腸炎かも? 便培養提出

・CT 出血源を調べる!
・緊急内視鏡検査 も行われるかも
↳ 最終食事時間 を確認しよう

胸痛

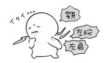 **突然の発症** は 5 killer disease かも…!
胸痛以外の症状まとめたよ

5 killer disease （ディジーズ）

急性冠症候群

放散痛

20分以上持続する

絞めつけられる。(絞扼感)
重苦しい…
焼けるようないたみ…
(灼熱感)

心不全を
併発している場合

過剰心音(Ⅲ音)
肺野副雑音 の聴取

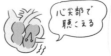 心尖部で聴こえる

12誘導心電図：ST上昇
血液検査：心筋マーカー
発症直後→トロポニン、H-FABP
それより降→CK、CK-MB

大動脈解離

胸・背部痛

引きさかれるような痛み

病変部位別症状

鎖骨下動脈病変
血圧の左右差
(20mmHg以上)

上行大動脈病変
心タンポナーデ、大動脈弁閉鎖不全症

胸部X線：上縦隔陰影の拡大

総頚動脈病変
めまい

 頭痛
痙攣

肋間・腰部動脈病変
対麻痺

肺血栓塞栓症

呼吸
困難

安静解除後の起立・歩行
妊婦 骨折後 →注意!

血ガス：動脈血酸素分圧 P_aO_2 低下↓
二酸化炭素分圧 P_aCO_2
血液検査：FDP、Dダイマー上昇↑

ホーマンズ徴候
膝を曲げた状態で足首を強く背屈させる
ふくらはぎに痛みが出現
イタイ

深部静脈血栓症(DVT)
症状
腫脹
疼痛
イタイ

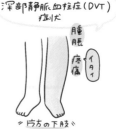

≪片方の下肢≫

緊張性気胸

咳嗽
呼吸困難
ショック
頻呼吸
皮下気腫
さわると雪をにぎった
ようなかんじ

胸腔内の圧力が
上昇する

くるし〜
→速やかにドレナージが必要!

頚静脈怒張
胸部挙上左右差
胸部打診…鼓音

呼吸音の左右差
(減弱もしくは消失)

食道破裂

Aqqでは飲酒後の嘔吐が
破裂をひき起こす

呼吸困難

上腹部痛

皮下気腫

胸部X線・CT
・皮下気腫、縦隔気腫
・胸水
・気胸

頭痛

一次性頭痛（よくある疾患）と
二次性頭痛（見逃してはいけない疾患）がある！

血管病変の疑いが…!!
・秒単位
・突発
・持続する症状

（例）ゴミ袋を持ち上げた時　スキッ

ズキッ！！

湯船に入った時

痛い！！！！　NRS10　ものすごく痛い　今までに経験したことのない痛み

脳出血
くも膜下出血
髄膜炎

緊急度高い!!

髄膜が刺激されることでおこる

髄膜刺激症状 の有無をチェック！

項部硬直
頭を前屈させると抵抗がある

《イイぞん仕》

ブルジンスキー徴候
頭を前屈させると股関節と膝関節が同時に屈曲する
自動的に屈曲〜

《イイぞん仕》

ケルニッヒ徴候
片足ずつ挙上すると抵抗があり、膝を135度以上伸展できない

《イイぞん仕》　のばせません！

ジョルトアクセンチュエイション
水平方向に頭をふると頭痛が増強する

（坐位）

ネックフレクションテスト
頭部を前に倒すと屈曲した時に、抵抗や痛みがあり、下顎を前胸部につけることができない

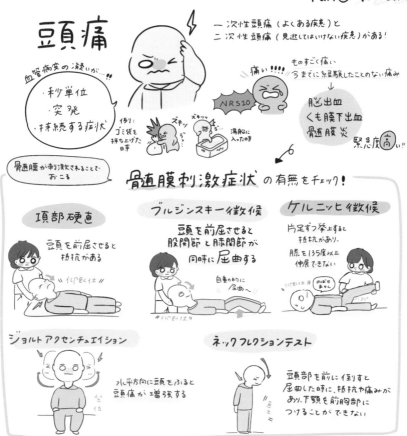

くも膜下出血とは…

くも膜と軟膜のあいだにある
くも膜下腔で出血する状態

頭蓋骨
脳
硬膜
くも膜下腔
軟膜
脳を3層で守っている

とくちょー
バットでなぐられたようないたみ

そう

雷鳴頭痛
1分以内にピークとなる頭痛

イメージ

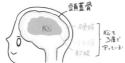

看護ケア
再出血予防
発症後24時間は要注意⚠️

頭蓋内圧亢進予防
脳ヘルニアを認めると…
呼吸停止や意識障害を引き起こす

中には
・いたみが強くない
・持続しない場合もあるので注意！

・血圧を低く保つ
（降圧薬の使用）
・刺激を減らす
（部屋を暗くする、静寂を保つ）
・鎮痛・鎮静

☆ポジショニング☆
頭頸部は屈曲をさける
15〜30°挙上

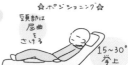

頭蓋内圧亢進症状が起きてないか確認
頭痛以外にも…
ものが二重に見える
目のかすみ
眼球運動の障害

悪心・嘔吐

意識障害

血糖値をはかろう！
頭蓋内圧亢進、脳ヘルニア徴候の有無を
確認しよう！

AIUEOTIPS （アイウエオチップス）

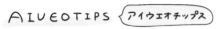

A アルコール
Alcohol
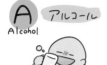

I インスリン
Insulin
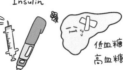
低血糖
高血糖

U 尿毒症
Uremia

E 脳症・脳炎
Encephalopathy Encephalitis
電解質異常
Electrolytes
内分泌系
Endocrine

O 低酸素血症
Oxygen
薬物
Overdose・Opiate

T 外傷
Trauma

体温異常
(熱中症、高・低体温症)
Temperature
High↑ Low↓
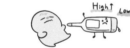

I 感染症
Infection

P 精神疾患
Psychiatric
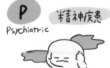

S ショック
Shock

てんかん
Seizure

脳血管障害
Stroke

くも膜下出血
脳梗塞

気道狭窄舌根沈下は起きてない!?

陥没呼吸 がみられるときは…
用手気道確保 を行おう

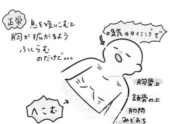
正常 息を吸いこむと胸が拡がるようふくらむのだけど…
吸気のタイミングで
胸骨上
鎖骨の上
肋間
みぞおち
へこむ

頭部後屈あご先挙上法
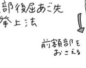
あごクイ
あご先を持ち上げる
前額部をおさえる

頭頸部の損傷が疑われている場合
下顎挙上法
頭頸部を動かさずに挙上できる

104

急変時に
使用する薬剤

救急カート

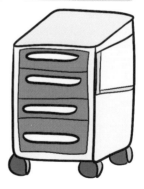

強心薬・昇圧薬

　血管収縮作用や強心作用により血圧を上昇させる薬。重症症例に使用します。循環動態に影響を与えるため、使用する際は十分注意し、必要最小限の投与量・投与期間を考慮します。

薬剤名	症状（適応）	用量	副作用	注意点
アドレナリン	アナフィラキシー	「アドレナリン（エピペン®）」参照。	頻脈、不整脈、末梢虚血	抗精神病薬、カテコールアミン製剤、アドレナリン作動薬を投与中は禁忌。血管収縮作用が増強する可能性があるため、血圧をモニタリングし投与量を調節する。
	心停止（心肺蘇生）	1回1mgを心肺蘇生中3〜5分間隔で静注、または骨髄投与。		
	心原性ショック、心停止後の治療	0.1γ〜0.5γを持続点滴静注。		
	中等度以上の喘息発作	0.1〜0.3mgを20〜30分間隔で皮下注。反復投与は可能。		
アドレナリン（エピペン®）	食べ物、薬物等によるアナフィラキシー反応	0.01mg/kg筋注を推奨。体重を踏まえ0.15mgまたは0.3mg/kgを筋注。通常は0.3mg製剤を使用。	肺水腫、呼吸困難、心停止	【禁忌】投与しないことが原則だが、生命の危機に直面し、緊急時に用いる場合にはこの限りではない。交感神経作動薬、動脈硬化症、甲状腺機能亢進症、糖尿病、重症不整脈、精神神経症。 ・血管収縮、気管支拡張作用などがある。過剰投与は急激な血圧上昇による脳出血のおそれがあるため、静脈内に投与しない。
ノルアドレナリン	心原性ショック	0.03〜0.3γを持続点滴静注。	腸管虚血	三環系抗うつ薬、セロトニン・ノルアドレナリン再取り込み阻害薬の併用で末梢血管収縮作用が増強する可能性あり。
	敗血症性ショック	開始0.05γを持続点滴静注。		
	心停止後の治療	0.1〜0.5γを持続点滴静注。		
ドパミン	急性心不全	0.5〜5γを持続点滴静注。最大20γまで静注可。	頻脈、不整脈	【禁忌】褐色細胞腫。 ・用量により作用が分かれ、高用量（10〜20γ）は血管収縮作用が増強する。
	心停止後の治療	5〜20γを持続点滴静注。		

抗不整脈薬

持続性心房細動や頻脈性の不整脈を改善する薬。拍動の安定や心拍数の調整を目的に使用します。使用時には心電図モニターの観察や血圧測定により十分注意します。

薬剤名	症状（適応）	用量	副作用	注意点
リドカイン	期外収縮、発作性頻拍（心室性、上室性） 急性心筋梗塞、手術時の心室性不整脈の予防	1回50〜100mg（1〜2mg/kg）を1〜2分を目安に緩やかに静注。効果が現れない場合は5分後に同量を投与。持続投与の場合は1〜2mg/分を目安に最大4mg/分まで点滴静注。	アレルギー反応、痙攣・意識障害、リドカイン中毒	【禁忌】重篤な刺激伝導障害、本剤の成分・アミド型局所麻酔薬の過敏症の既往歴。
アミオダロン	心室細動、血行動態不安定な心室頻拍	【注射薬】初期急速投与（48時間まで）：125mgを5％糖液100mLで希釈し、600mL/時で10分間投与。負荷投与：750mgを5％糖液500mLで希釈し、33mL/時で6時間投与。維持投与：750mgを5％糖液500mLで希釈し、17mL/時で持続投与。【内服薬】400mg/日を1〜2週間内服。以降は1日200mg。	肝機能障害、血圧低下、甲状腺機能検査値の異常（甲状腺機能亢進症）、間質性肺炎、アミオダロン関連視神経障害、QTc延長	【禁忌】洞性徐脈、洞房ブロック、重度伝導障害（房室ブロックなど）洞不全症候群があり、ペースメーカーを使用していない患者。図表1の薬剤投与中の患者。 ・致死的不整脈患者で、緊急を要する場合にのみ使用。 ・ヨウ素含有率が35％以上で、甲状腺機能障害の副作用あり。
ニフェカラント	心室頻拍、心室細動（他の不整脈薬が無効か、使用できない場合）	単回：1回0.3mg/kgを5分間かけて静注。持続：1時間につき0.4mg/kg。	TdP（トルサード・ド・ポアンツ）を含む心室頻拍、心室細動、期外収縮、心房細動など	【禁忌】QT延長症候群、アミオダロン、フィンゴリモド、エリグルスタットを投与中の患者。 ・長期的な投与により血栓を起こす可能性あり。心電図でモニタリングしながら増量する。

図表1 アミオダロンの併用禁忌の薬剤

リトナビル、サキナビル、インジナビル、ネルフィナビル、スパルフロキサシン、モキシフロキサシン、トレミフェン、テラプレビル、フィンゴリモド、エリグルスタット

【注射薬】クラスIa抗不整脈薬、クラスIII抗不整脈薬、ベプリジル塩酸塩水和物、注射用エリスロマイシン、ペンタミジン

【内服薬】バルデナフィル、シナデナフィル

向精神薬・抗けいれん薬

　向精神薬は中枢神経に作用し精神機能に影響を及ぼす薬物の総称。抗けいれん薬は、脳の神経細胞において過剰な興奮を抑え、けいれんやてんかん発作を防ぎます。

薬剤名	症状（適応）	用量	副作用	注意点
ジアゼパム	脳脊髄疾患に伴う筋けいれん・疼痛・てんかん発作	初回：2mL（10mg）を原則静注。以後は必要に応じて 3～4 時間ごとに投与。	呼吸抑制、依存性、離脱症状、刺激興奮、錯乱	【禁忌】急性閉塞隅角緑内障、重症筋無力症、リトナビル（HIV プロテアーゼ阻害剤）、ニルマトレルビル・リトナビルを投与中の患者。・てんかん重積状態の第 1 選択薬。薬物依存が生じることがあるため、継続投与や長期使用の際は注意する。

制酸剤

　胃や腸管内における異常有害物質、過剰の水分などを吸着・除去し、粘膜を保護することにより浮腫や胃の症状を改善する薬。急変において主にアシドーシス改善などに使用されます。

薬剤名	症状（適応）	用量	副作用	注意点
炭酸水素ナトリウム	アシドーシス、薬物中毒（排泄促進）	8.4％の場合：必要量（mL）＝不足塩基量（mEq/L）×0.2×体重（kg）を静注または点滴静注。	浮腫、胃部膨満、胃酸の二次的分泌（リバウンド現象）、アルカローシス	【禁忌】ナトリウム摂取制限を必要とする患者、ヘキサミン投与中患者。・うっ血性心不全や腎障害、重症高血圧症の患者へ投与すると、ナトリウム貯留増加により、症状が悪化するおそれがある。
	悪心・嘔吐、めまい、急性蕁麻疹	1 回 12～60mEq（ミリ当量；1～5g(8.4％ 製剤 12～60mL）を静注。		

抗コリン薬

副交感神経の働きを抑える薬。気管支を収縮させる副交感神経の働きを抑制し、気管支を拡張させるほか、胆石や尿路結石の痛みを和らげたり、胃腸の消化管の運動促進に作用します。

薬剤名	症状（適応）	用量	副作用	注意点
アトロピン	迷走神経性徐脈、そのほかの徐脈、房室伝導障害、麻酔前投薬、胃腸の痙攣性疼痛など	1回0.5mgを皮下注または筋注。場合により静注も可。	ショック、アナフィラキシー	【禁忌】閉塞隅角緑内障、前立腺肥大による排尿障害、麻痺性イレウスの患者。

鎮静薬

意識レベルを低下し興奮を鎮める薬。疼痛緩和やコントロール、精神的な不安軽減などに使用します。

薬剤名	症状（適応）	用量	副作用	注意点
ミダゾラム	麻酔前投薬	術前30〜60分前に、0.08〜0.1mg/kgを筋注。	呼吸抑制、離脱症状、舌根沈下、不整脈	【禁忌】急性閉塞隅角緑内障、重症筋無力症。・呼吸抑制および呼吸停止を引き起こすことがあるため、呼吸や循環動態を連続的に観察し十分注意する。
	全身麻酔の導入・維持	0.15〜0.3mg/kgを静注。		
	集中治療時の人工呼吸中の鎮静	導入：0.03mg/kgを静注、5分以上の間隔をあけて0.03mg/kgを追加可。維持：0.03〜0.06mg/kg/時間で持続投与。患者の鎮静状態をみながら適宜増減。		
プロポフォール	全身麻酔の導入・維持	導入：0.5mg/kg/10秒にて、患者の全身状態を観察しながら緩徐に就眠するまで静注。維持：4〜10mg/kg/時、酸素もしくは酸素・亜酸化窒素混合ガスと併用し静注。	呼吸抑制、低血圧、アナフィラキシー、プロポフォール注入症候群、高トリグリセリド血症、血管痛、離脱症状	【禁忌】小児（集中治療における人工呼吸器の鎮静）、卵・大豆アレルギー。・RASS（鎮静スケール）を用いて鎮静レベルを評価し投与量を調整する。1mLあたり1.1kcalのため栄養管理の際に考慮する。
	集中治療時の人工呼吸器の鎮静	導入：0.3mg/kg/時。持続：0.3〜3mg/kg/時にて全身状態を観察しながら増減。		

新人・若手ナースの質問箱

「時間内に業務を終わらせる 方法やコツを教えて！」

看護師はや のInstagram
@hayao_kam より

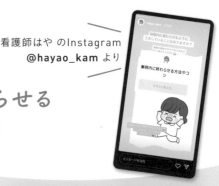

業務内に終わらせる方法やコツ

病棟みんなが一丸となって、業務改善
する！

新人さんがやるには難しいのですが…
業務改善について。
ルールとしてやっていたダブルチェックを
廃止してみたら意外と滞りなく
業務が進んだことがありました。
インシデントが起きる
→再発防止のルールができる
→業務が増える
→多忙によりまた別のインシデントが…
ってこともあるので何をとるのかって大切👼
でも一番は患者さんの安全を守る…なので
必要なものの見極めは病棟全体で
していきたいものです～

業務内に終わらせる方法やコツ

できる先輩の技をマネする！まずは先
輩に聞く！普段から仲良くして、いざと
いうときにアドバイスをもらってます

これ、めちゃくちゃいい～！
いいところは目で盗みたい👀✨
条件（受け持ちや病棟の環境や業務内容）が近いか
ら参考になるし自分の行動にも当てはめやすい🙆‼
私の話。1年目の頃に
どうしたらそんなに動けるようになるんですか…と
先輩に聞いて
「経験でなんとかなる」と返され
今日明日でどうにかならないんだな、と
悟った過去があります👼
具体的な回答はどんどん実践‼

業務内に終わらせる方法やコツ

何度も往復することがないよう、1回
の訪問でまとめてやるようにする。
「いま忙しいから後で…」という考え
を捨てること！

小さいこと
（細々とした記録とか、物品の準備とか）
後回しにしてまとめてやると時間がかかるから
忙しくても今‼今やるんだ‼って気持ち
大切ですよね🙏✌

業務内に終わらせる方法やコツ

先輩やリーダーさんにヘルプを出す

本当に焦ってる時って
「あれもしなきゃ、これもしなきゃ」って考えて
る割にどのくらい時間がかかるか把握しておらず
見通しを立てないまま行動してるから
業務終了が近づいてまだこんなに残ってるの⁉
みたいなパターン…ありがち（経験者）
新人さんが業務が終わらないのは仕方ないのよ
初めてのことや慣れないことも多いので😺
なので、「自分の業務量を把握する→
助けを求めることができる」は
先輩からみた「褒めポイント」の一つなのでは👼
ヘルプを出せるのも大事な仕事‼
丸投げとか、終わりません‼だけじゃなくて
これとこれが残っていて、これはできそうです
みたいに伝えてくれるとなお良し‼‼
一緒にタイムスケジュールを調整し直そう◎
リーダーさんは采配大変だけど、
頑張っていてえらい

索 引

新人・若手ナースのまとめノート

急変対応

2024年6月25日　第1版第1刷発行（検印省略）

著	石井恵利佳・はや
発行	株式会社 日本看護協会出版会

〒150-0001 東京都渋谷区神宮前 5-8-2
日本看護協会ビル4階

〈注文・問合せ／書店窓口〉
Tel 0436-23-3271　Fax 0436-23-3272
〈編集〉
Tel 03-5319-7171　https://www.jnapc.co.jp

ブックデザイン	株式会社細山田デザイン事務所
イラスト	はや
印刷	株式会社教文堂

©2024 Printed in Japan　ISBN 978-4-8180-2777-0